医学不要論

内海 聡

廣済堂新書

はじめに

この本に書かれる内容は、部分的には多くの医師やセラピストやその他の医療関係者にとってよく知られている事実であるはずだ。

しかし、この本ではそれらの話を体系化したことと、健康保険そのものの問題を取りあげたこと、さらに医学の成立そのものに焦点を当てていることに意味があると考えている。

何よりここまで医学を否定的に描き出した本を、まがりなりにも医師である私が書いたことに意味があると自負している。

だからこそ私は「頭がオカシイ医師」なのかもしれない。

内容の多くは、海外からの情報をもとにしている。それらは注意深くインターネット上を探せば得られるものでもある。さらにいえば、この本でも書ききれない無数の情報が世界には散らばっている。そのすべての情報を皆さんが把握する必要はない。本質を理解してしまえば、この本を読む読者には事足りる問題である。

注意していただきたいことがある。

この本には、世の中でいう「陰謀論」めいたことが書かれている。〝ある人々〟はそれを否定しようと躍起であるが、その〝ある人々〟とはいったいだれであるかに気づいていただきたい。そして、なぜ躍起になるかに気づいていただきたい。

本書に記されているのは「陰謀論」ではない。

確かにそこに存在する「思惑」であり「事実」である。それは医学に疑問を持ち、自ら調べようとした人にしか決してわからない。この世のすべてが洗脳に近い状態にあることを、ほとんどの人は理解することができない。

その意味において、この本の目的とは、あなたの医学洗脳を徹底的に破壊することである。

拙著『精神科は今日も、やりたい放題』と『大笑い！　精神医学』（いずれも三五館）は精神医学洗脳の完全な消滅を目的としたが、医学にも共通の部分が多数含まれている。

その上で、一市民として、さらには国家としてどのように医学を考え、扱っていくべきなのかも、この本では提言してみたい。

最後に、いつもどおり、わが妻と娘に感謝の意を表して、はじめの言葉を終えさせていただく。

内海　聡

医学不要論／目次

第一部　医学は必要なのか？

第二部　病気や薬にどう対応するか？

第一部

医学は必要なのか?

1　医学の本当の目的は何か

「医学不要論」を論じるに当たり、本当の医学の目的とは何か？

――まずはここから始めねばならない。なぜならこの問題に答えを出すことができぬほど、全人類は完全に洗脳されているからである。

代表的な「答え」は三つあるのだが、それについて果たして本当なのか考えてみよう。

◎「治す」ではなく「その場をしのぐ」

一つめは**「病気を治すため」**。いったい、「病気を治す」とは何なのか？　これについて、多くの人が、「今の状況が改善し、安定した状態となること」「とりあえず今の苦しさがなくなること」などをイメージしているというのは驚き以外の何物でもない。
これを支えるのが現代（西洋）医学を語る上で欠かせない「対症療法《たいしょうりょうほう》」（アロパシー医学）の根幹である。

つまり、本質的に治すのではなく、「その場をしのぐ」ことこそが現代医学の基本姿勢なのだ。

だが、それは「維持」や「寛解《かんかい》」と呼ぶ類のものであって、決して「治癒」ではない。**「治す」「治る」ということは、本質的にいえば病院に通院しなくなってもいい状態のこと**であり、患者自身がそのことを気にしなくてもよい状態にまでなった場合のことだ。そうした意味では、現代医学は決して病気を治せないのである。

では慢性病はどうしようもないではないか？　という質問が出そうだが、それについては「4　病気の正体」を参照されたい。慢性病で病院にかかっている方の多くが、それは治らないので、つき合っていく病気であると、完全に洗脳されている。だが、つき合うくらいなら病院になど行かないほうがいい。なぜなら、最も危険かつ、多い病気である〝医《い》原病《げんびょう》〟（医療行為が原因で生ずる種々の悪化状態のこと）にかからないで済むからだ。

よってこの本においては、**「病気を治す」という言葉の定義は「病院に行かなくなること。病院に行かなくても済む状態になること。病気自体が維持というレベルを通り越して改善すること」**とする。

◎現代医学の本質は「人間を悪くすること」になった

次に**「人を死から助けること」**という答えに着目しよう。これは間違いなく医学の役割であり、これまでなしてきた功績でもある。だから現代医学を全否定することはできない。ただし、現代医学の中で人を死から助けている分野はほんの一部分しかない。これに関する数字やデータについては「3　数字で見る現代医学のウソ」を見ていただきたい。

本当の意味での医学は、人の命を助けるためのものであり、科学でもある。しかし、現代においてその科学は完全に歪められて人を救うものではなくなってしまった。

現代医学や医療の本質は人間を悪くすることになっているのだ。悪くしないと儲からないのだ。毒を盛り、嘘をつき、体を壊し、さらに医原病を作る。

別のいい方をすれば、医学上での教科書や教わっているもののすべてからして間違っていることに医学者は気づいていない。

診察室で医者が一度も診察しなくても、患者の話をひと言も聞かなくても、治るものは治る。たくさん話を聞いても、治らないものは治らない。

◎「医療化」という巧妙な罠

最後の三つめは、**「医学の目的とは、人に幸福をもたらすため」**という答えだ。この答えには非常に複雑な意味が込められている。

まず断言するが、人に幸福をもたらすことは医学の仕事ではない。

それは人々が医学にそうしてほしいと錯覚しているだけだ。医学は本質的にそのような仕事を背負わないし、仮に病気を治して（ここでの「治す」というのは本質的に治すという意味）幸せや感謝が訪れたとしても、それは副次的に訪れただけのことである。

にもかかわらず、精神医学を筆頭に、医学がまるで医学を通り越して、世界中のいろんな問題を解決して、世界に幸福をもたらさねばならないかのような風潮がある。そもそも医療では解決できない社会的なさまざまな問題を、医療によって解決できると考える概念を「医療化」と呼ぶが、これは非常に危険で愚かな考えである。

この「医療化」という概念自体が、医療業界や製薬業界があなたに向けた洗脳そのものであり、その考えが何の解決も導かないことを悟らねばならない。

この三つ目の概念こそ、人を医療詐欺に陥れるための巧妙な罠であることを知っていただきたく、三つ目の問いとして取りあげた次第である。

【医学不要論・第一部①】

本当の医学とは本質的な治癒をもたらすものであり、それ以外は医学とは呼ばない。病院に行かなくても済む状態になることが治癒であり、それ以外を治癒とは呼ばない。

人の命を救うことはできないが、人の命を奪い尽くしているだけの現代医学は医学ではなく、ただの殺人学である。そして、本来の医学は人を幸せにするものではなく、人の死に立ち会い、力を尽くしても助けられないことがあるのを知っている。その中で一部の人だけが本当に死ぬ寸前の状態から回復して、幸せを副次的に感じるものでしかないのだ。

2　イガクムラの実態

◎イガクムラの見分け方

日本において原子力業界の構造を「原子力ムラ」と皮肉る風潮がある。私もその概念を利用させてもらって、「イガクムラ」という言葉を作った。

このイガクムラの構造は、知っている人ならだれでも知っているものである。**一般の人にとっても、厚生労働省がイガクムラの中心的存在というのはわかるだろう。**行政として本当に役立つ医学、人のための医学という点において、彼らは何一つ寄与していない。彼らはただ単に医学界や製薬業界に対して認可するだけ、いうことを聞くだけのポチであり、本質的に医学業界や製薬業界を管理するような行政組織とはなっていない。

さらには、能動的に、支配構造を助長するような行政を行なっているといってよい。医師会や学会や病院協会や製薬会社がイガクムラというのも想像がつきやすいだろう。

たとえば、医師会は混合診療の導入を拒んでいて、その理由は「日本国民全員が良質で平等な医療を受けるため」らしいが、これはまったくの詭弁《きべん》である。

さらには意外に思われるだろうが、患者会、家族会、病気啓蒙を行なう慈善団体、NPO法人、人権団体、医療ジャーナリスト、医学雑誌社などにも大利権産業の手下ともいえる人々がたくさんいるのだ。このような人々をフロントグループといって、彼らは利権側に属しながら甘い汁を吸っている。たとえば、フロントグループの講演会に協賛している会社などは、強力な学会や製薬会社が多い。またスポンサーがついていなくても現代医学を推奨することが多い。

本書の現代医学批判は、そもそも私が一人だけで考えたものではない。それらの多くはすでに証明されたものであり、他の医師でさえ知っていることが山ほどある。

だから、イガクムラの見分け方としては、本書に載っているような医学の真実に則《のっと》って行動している人々は、完全ではないかもしれないがイガクムラの一員ではない、と思えばよい。

これらすべての業界に及んでいるものの根本的行動原理は「カネ」であり、さらにいえば業界による社会の支配、統制である。自分たちがその状況をコントロールし、他の介在によって自分たちの平和が乱されることを許さない、それが彼らの考えの根底である。そこには「人々のため」という概念など存在しない。

もう**このような構造による利権・カネ作りはやめにしようではないか、本質的に嘘のない医学世界を作ろうではないか。**それがこの医学不要論の本質である。

私は、イガクムラを一度完全に解体して、真に価値のある医学、真の治す医学者こそが収入が得られるように、すべての構造改革を行なおうと唱えているのである。

このお金や健康保険にまつわる話については、「9　健康保険をどう考えるか」も参照していただきたい。

【医学不要論・第一部②】

イガクムラの正体を知るべきである。それは単に行政や医学界だけではない。そして現代医学者のだれも病気を治すことはできない。それは代替療法の医学者であっても大半はそうである。

イガクムラを一度完全に解体してしまって、真に価値のある医学、真の治す医学者が現れることを切に願う。私は医学者ではなく告発者であるにすぎない。

3　数字で見る現代医学のウソ

◎医原病や医療システムによって数十万人が死んでいる

ここからは現実的な数字や統計を出していくことにしよう。

最先端であるとされる**アメリカ現代医学において、最も死亡数が多い病気は何なのか、皆さんはご存知だろうか。それは「医原病《いげんびょう》」である。**

医療（現代医学）が原因で死亡する米国人は毎年七八万三九三六人、ちなみに心疾患（心筋梗塞など）が六九万九六九七人であり、ガンは五五万三二五一人である（ニューヨークのNPO法人「アメリカ栄養研究所」の創立者であるゲーリー・ヌル博士の二〇〇四年の論文より）。私としては、さらに医原病死の数が増えているのではないかと推測する。

残念ながら、これに類する日本国内でのデータはない。しかし、それは日本において医原病がないということでは決してなく、まともな調査さえも行なわれていないだけである。

他にもまだある。米国『医師会ジャーナル』誌において発表された論文によると、ＦＤ

A（アメリカ食品医薬品局）という米国政府機関の承認を受けた薬を、医師が現代医学的に正しいと判断して処方したにもかかわらず、その薬が原因で死亡する患者が毎年一〇万六〇〇〇人にものぼるというのだ。

しかしそれは当然のことである。なぜならFDAはアメリカ人の健康を守るために存在しているわけではない。これについては「10　支配者層とは何か」を参考にされたい。

◎八五％の「病気・症状」は原因不明

さて、ここまで紹介した、医原病における海外のデータはこの数字は正しいだろうか？多くの人はこの数字をにわかに信じることができず、しかしそれでもこの権威者たちが示したデータに一定の評価を下すかと思う。しかし、私の意見は違う。

これらのデータでさえも氷山の一角にすぎない。なぜならこれらの学者たちは、医学というものの本質が何であるかを見逃したままに研究を重ねているからだ。

その謎を解く別のデータをここでも引用しよう。『アメリカ医学ジャーナル』に報告された概要である。

一四の一般的な症状に対する診断所見の結果。
・一〇％：心理的
・一六％：器質性
・七四％：不明（Unknown）
(Diagnostic Findings in14Common Symptoms. American Journal of Medicine 1989 86 [3] :262)

この研究結果によると、病院を受診し、治療された一四の病気や症状の大部分（七四％）は、原因がわからなかったというものだ。この数字は日本においても大差ないはずだ。

また、**心理的原因として一〇％がカウントされているが、この論文ではどうやって「その原因が心理的である」と証明できたのだろうか。**私は前著『精神科は今日も、やりたい放題』『大笑い！　精神医学』で精神医学や心理学の嘘を暴露しているが、これもまたその話につながる数字である。

つまり、ここで「心理的」とカウントされていても、本質的には何の原因も突き止められてはおらず、個人の主観によってそうであると思いこんでいるだけかもしれない。

つまり、八五％に近い数の病気（とやら）、症状（とやら）、患者（とやら）がさっぱり原因もわからないまま、ただ対症療法されているという現実があるということだ。

◎不要なX線撮影

少し話題を変え、ここでは検査について少し考えてみる。

著名な米国の医学者であるロバート・メンデルソン医師は、アメリカで行なわれているX線撮影の三〇％は、医学的に何の必要もないと述べている。

私はその数字でさえ少ないと思うのだが、『医療殺戮』（ともはつよし社）の著者であるユースタス・マリンズはその著書の中で、X線撮影による不必要な放射線による遺伝子への影響により、アメリカ人の三万人に死者が出るであろうことを示唆《しさ》している。

では、日本ではどれほどまでにこの検査の影響を受けているであろうか？

日本はX線によるCT検査機器を世界一保有し、その検査数もまた世界一である。言い方を変えれば、日本人は世界一ガンになりたがっている愚かな国民である、ということになる。

しかしまた、勘違いしないでほしい。私はCTを完全否定しているわけではない。それらのリスクをよく考えたうえで、やはりＣＴ検査をやったほうがいい場合もなくはない。

まだここまでの内容は表面的なものにしかすぎない。しかし、そうであってもなぜこのような情報が出回らないのか、本書を読んだ人は不思議に思うかもしれない。

◎効かない薬を「効かせる」ようにするねつ造の本性

しかし、それさえも大きな誤認なのだ。ほとんどの人々が信じている権威、論文、研究、教科書……それらは嘘で塗り固められているということだ。教科書のもととして引用されているのが研究や論文であり、もちろんそれもねつ造や情報操作だらけである。

そして、その根幹をなすのがゴーストライティング、つまり「代筆による嘘の報告と研究論文」である。これは先進国においては当たり前のことであり、アメリカなどではそれを追及している人々もたくさんいる問題なのだ。

しかし、日本人は平和ボケしすぎて、そんなことが世界で起こっていることを知らない。

ジャーナリストのロバート・ウィテカーが運営する「Mad in America」というサイトの記事を一部紹介しよう。

それによると、製薬会社・スミスクライン・ビーチャム社（現在のグラクソ・スミスクライン社）は論説、医学誌記事、医学教科書などに多くのゴーストライティング代金を支払っている。

たとえば、マーケティング会社の人間が、ゴーストライティングに協力し、パキシルという抗うつ薬の有効性をねつ造した事実がアメリカで公式に暴露されている。

他にもそのような例はあり、私もそのすべてを見たわけではないが、医学というものの本性、今の医学が出している結果、その悪魔的なまでの産物を知ってさえいれば、俯瞰《ふかん》して把握することができる内容である。

【医学不要論・第一部③】

先進国において最も多い病気であり死因であるものは「医原病」である。しかも現在そうと判明しているものですら氷山の一角なのである。

現代医学のほぼすべてに科学的根拠はなく、それが対症療法（アロパシー医学）を生み出すもととなる。あなたが知っている検査の安全性は嘘であり、あなたが信じる教科書は嘘である。その教科書や論文たちは常にねつ造と情報操作に満ちている。

4 病気の正体

◎医学不要論における「病気の定義」

「1　医学の本当の目的は何か」において、「治癒」とは何かについての私なりの定義をした。それと同時に、ここでは「病気」についての本質的な定義をしなければならない。「病気とは何か？」と問われたとき、ほとんどすべての人が「苦痛」や「症状」と同列して語ることが多い。確かにその気持ちはわかる。

しかし、この考えこそが医原病を作り出す根幹なのである。

その苦痛や症状と、病気とを直結させてしまえば、それは対症療法であるアロパシー医学への道を開くだけである。

医学不要論では、「一〇〇％因果関係が明らかとなっており、それが治療に直結し、本当の意味での治癒に結びつくもの、それのみが病気である」と考える。

◎「恋の病」だって医学の病気になれる

「原因がはっきりしていなくて、治らない病気、苦しんでいる症状はどうするのだ？」とすぐに反論が返ってきそうだ。

私も以前は「苦しい」という主観を重視すべきだと著書に書いていたが、それは医療化の温床になることを悟ったあとは、少なくともそれは「医学における病気」ではないと考えている。外科系の医師などにはこれに近い感覚を持っている人がいるようだ。

「原因がはっきりせず苦しんでいる症状があること」を病気とするなら、いわゆる「恋の病」でさえも、医学における病気になってしまう。

はっきりいってしまえば、症状はあるが原因が不明なものは、すべて「原因不明の難病」とか「医学では治らない病」などに統一してもらえば結構である。たとえば、多発性硬化症、パーキンソン病、クローン病、筋《きん》萎《い》縮《しゅく》性《せい》側《そく》索《さく》硬《こう》化《か》症《しょう》（ＡＬＳ）などがそれに当たろう。

しかし、**実際、さまざまな治らない病気と扱われているものにおいて、実は治癒するものはたくさんあるのだ。**このあたりは第二部を参考にしていただきたい。

ちょっと医学から離れて考えてみよう。仕事でなんらかの問題が生じたときに問題解決能力がある人ならどのように考えるだろうか？　通常はその問題の理由や原因となっているものに働きかけ、それを取り除いて根本的に問題を解決しようとする。

これに対して、問題解決能力がない人の場合、理由や原因を解決することなく、目先をごまかしたり、しばしのあいだ問題が噴出しないように取り繕えばよいと考える。

これは医学においても、本質的な治癒に向かうためには、理由や原因を解決することが必須なのである。しかし、現代医学はそのようなアプローチをまったく追究していない。

現代医学は、ある病気があった場合、その原因を一〇〇%証明するというのではなく、患者群の中にこういう人、こういう要素が多かったから、その人たちに効く薬や治療方法を編み出そうというアプローチを行なう。

もう少し具体的に説明してみよう。たとえば、過敏性腸症候群という概念は、暴飲暴食したり、ストレスが多いとなりやすいとされるが、現実的には、暴飲暴食したり、ストレスが多い人でも過敏性腸症候群にならない人がたくさんいる。つまり、「暴飲暴食やストレスが多いほうがなりやすい」という発想にそもそも医学的な意味がないのだ。

そうではなく、「一〇〇%この原因で、この病気が起こっている」というのを突き止め**ねばならない。そうでないと真の治癒ができないからだ。**

もちろん追究しても、本質的な一〇〇%の理由を見つけられないことはあろうが、そのような徹底さをもって追究を重ねるのは、医学以外の科学（たとえば物理学とか分子学とか）であれば当たり前のことである。なのに、そのようなアプローチを最初からせずに小手先のごまかしで取り繕おうとするのが現代の医学だ。

◎因果関係がはっきりしていて治癒できる「心筋梗塞」

現代医学において数少ない証明できる病気の代表格が、心筋梗塞《しんきんこうそく》である。

心筋梗塞において心臓の血管が詰まる確率が何%かといえば、当然一〇〇%である。というより、心臓の血管が詰まっていることを証明したから、それが平常状態とは異なることも証明したから、初めて心筋梗塞という病気だと認定しうる。

もちろん、心筋梗塞という病気にかんして、動脈硬化が原因の一つであっても、その動脈硬化は一般の人が知っている要因だけで起こるわけではない（第二部「2　動脈硬化や心臓の病気とその薬」を参照）。しかし、心臓の血管が詰まっていることは、その病気であるための最低条件なのだ。その条件をクリアしているからこそ、詰まった血管をなんとかすれば状況が変わるという結論に至り、初めて治癒の可能性が訪れる。

私は講演などでよく、「その病気、そもそも存在しません」という表現をする。

これには大きく分けて二つの意味がある。

一つは証拠や証明がなくして医学の病気と規定することはできないという意味。

もう一つはもともと人間の病気ではなかったのに、「作られた」「仕立てられた」という意味。この二つである。この前者のほうはすでに述べた。では後者はどうか。

◎「なぜ野生動物はガンにも糖尿病にもならないか?」から、病気を考える

よくいわれるものとして、野生動物はガンにはならないという説がある。これに対し、一般の人は、野生動物が長生きしないからガンにならないのだという論調を並べる。

しかし、これは動物学者や獣医からの受け売りだが、野生動物でも長生きしている動物は当然たくさんいる。それでも、その**動物たちはやはりガンの発生率が人間とくらべ、格段に少ないそうである。**野生動物がかかる病気の筆頭は、感染症、骨折による衰弱、飢餓、老衰や食欲不振に伴うものであって、リウマチで足を引きずっている野生動物もまず見か

けない。彼らには糖尿病などという生活習慣病もほとんど皆無である。

つまり、これらに**代表される現代病というのは、大半は人的世界によって作られた病気なのである。**しかも、その原因の大半になっているのは「社会毒」（第一部「8　社会毒とは何か」を参照）、「食べ方」（第一部「7　生命の輪、そして『三つの輪』」や第二部「9　栄養の病気とその薬」を参照）、「環境物質」（化学物質やいわゆる環境ホルモンなど）であって、それがなければその病気にはとてもなりにくいのである。

このことを示す最も有名な例がイヌイットの話だ。

昔のイヌイットはほとんどの人が動脈硬化性疾患やガンにはならなかった。現代科学において一番の要因と推測されているのが、彼らが生の質のいいアザラシ肉を食べていたからではないかということである。その肉には多くの微量元素やビタミンやＥＰＡ（不飽和《ふほうわ》脂肪酸《しぼうさん》）、その他が含まれていた。しかし、その後、彼らは移住し、西洋的な食生活や住環境に囲まれるようになる。そうすると彼らにガンや動脈硬化性疾患が激増したのだ。

この話はとても参考になる。

ガン、動脈硬化性疾患、膠原病《こうげんびょう》、アレルギー、また現在、原因が特定されていない多くの身体疾患とやらは、実は人間がこれほどまでにかかる病気ではなかったのだ。そこから考えを始めない限り、本当の意味での治癒は見えなくなる。

◎基準を変えれば「病気」はいくらでも作れる

原因が特定されていない疾患があるという発想は、「病気作り」につながる。「病気作り」とは、製薬会社などが薬の販路を広めるために、医学界と共調して、さまざまな生理的現象を社会問題化して「病気」として定義し、治療的介入を行なうことにより、利益を得ることである。現代医学は病気作りに満ちている。

社会毒や環境物質でなくても、もっと簡単に病気を作ることもできる。**それが基準の変更による病気作りである。いわゆる「健診」や「メタボの基準」などがこれに当てはまる。**

一般の人は健診のほとんどが、どれだけ無駄であり医学詐欺の温床になっているかに気づいていない。これらにより、仕立てあげられた病気が一つ診断される寸法である。

これはガンであっても同じことがいえる。本物の「ガン」とウイルスその他による「腺腫、異形成」（上皮細胞の慢性変化など）の診断の違いさえ多くの人は知らない。これを書物によって世に知らしめた日本人の代表が、『あなたの癌は、がんもどき』（梧桐書院）などで知られる近藤誠氏である。

たとえば「子宮頸《しきゅうけい》ガン」として扱われる「上皮内《じょうひない》ガン」の場合、ほとんどが性行為で感染するヒトパピローマウイルスの痕跡があるが、これはいわゆる悪性のガンではない、と近藤誠氏はいう。つまり、これはガンという病気の概念を広げて、人為的にガンを作っているのだ。

さらにいえば、ガンは病理診断をもとに行なうが、その病理診断がすごくいい加減なことを皆さんはご存知だろうか。実はこれもまた病理医の主観である。

臨床医をやっていると、病理医の診断が違うなどというのはよく見かける。つまり、同じ状態を診て、ある医者はガンだといい、ある医者はガンでないというのだ。

【医学不要論・第一部④】

現代医学が病気として扱っている症状の定義は、そのほとんどが間違っているといってよい。それらは原因や因果関係がはっきりしないものばかりで、病気についての定義となりえていない。人間はもともとそれらの病気にはかかりにくい生物であり、病気作り、基準のねつ造による偽の病気や、化学物質、環境物質、栄養素などによるさまざまな問題点を振り返り、真の病気を明らかにして定義していく必要がある。

5 薬の正体

◎「根本的に治すことを目的として作られた薬」はゼロ

現代の薬についての本質を語る前に、まずアメリカ医学の歴史について少し記載しよう。アメリカでは医師会の設立当初から、アロパシー医学（いわゆる対症療法）を治療の根幹としてきた。それがどれだけの医原病をもたらし、医師会や医学界や製薬業界にカネと支配をもたらしてくれるのか、彼らは熟知していたからである。

そして、彼らはその対症療法の方針に従わない分野、派閥といったものに対して、徹底的に攻撃を加えた。その攻撃がなされた代表格こそがホメオパシー医学だ。

その後、攻撃はカイロプラクティックにまで及んだのである。

現代医学側の攻撃は非常に功を奏し、ホメオパシー医学は滅びる寸前になったが、現在、有志たちの努力により少しずつ復調の兆しが見えつつある。

私はホメオパス（ホメオパシー医学を用いる人々）ではない。カイロプラクターでもない。ネットや講演などでも一定の範囲でホメオパシー医学の問題点も伝えている。しかし、それでもなおホメオパシー医学を応援することには意味がある。

このような代替療法的医学を応援することは、現代医学以外の方法によって根本的に人の病気を治そうとする人々、たとえばナチュロパシー医学（いわゆる自然療法医学）やオーソモレキュラー医学（分子整合栄養学と呼ばれる栄養学を用いる医学）などを応援することにもつながるのだ。

つまりこれらはやり方は違えど、すべてその病気に対して「根本的に治療することはできないだろうか」という視点に立っている点で同義であるためだ。

東洋医学にもそのような観点はあるのだが、現代の東洋医学はむしろその観点が失われつつあり、商業意識や医療化や病気作りにむしろ協力的であるようにさえ見える。

ここまでを読んだ上で、現代の薬について振り返ってみてほしい。現代医学の中で、たとえこれらの代替療法医学が不完全であったとしても、その思想に近い形で「根本的に治すことを目的として作られた薬」がどれくらいあるか、一般の方々はご存知だろうか。

答えははっきりいってほとんどゼロである。

あるわけがない。なぜなら最初からそのようなものを作る気が医学界にも製薬業界にもまったくないからである。

現代の薬の大半は対症療法（アロパシー医学）を目的として作られてきたからだ。

◎犯罪的な事例・認知症薬

結局、現代医学の薬のほぼすべてが、現代医学の思惑に従って、病気を作り、体を悪くするために作り上げられてきた物質である。

二つの犯罪的な例をあげよう。

一つは**認知症に使われる薬**だ。認知症薬の多くは「アセチルコリンエステラーゼ阻害作用」を持っている。認知症という病気の嘘、アリセプト（ドネペジル）に代表される認知症薬の嘘は他著でも述べたが、ここでも挙げてみようと思う。

サリンや有機リンと呼ばれる物質は猛毒として有名だが、これも「アセチルコリンエステラーゼ阻害性物質」である。もちろんアリセプトとこれらが完全に同一ということではない。わかりやすくいうと、アリセプトにはやや改造を加えているということであり、完全には一致しないし、危険性も異なる。

しかし、そもそも、これが作られることには別の理由があるのである。つまり、製薬会社はもともとこれに効果があるとか、役に立つとかいうことを前提として作っていない。それを端的に示すのがアリセプトにおける公式添付文書である。以下である。

【効能又は効果に関連する使用上の注意】

①アルツハイマー型認知症と診断された患者にのみ使用すること。

②本剤がアルツハイマー型認知症の病態そのものの進行を抑制するという成績は得られていない。

③アルツハイマー型認知症以外の認知症性疾患において本剤の有効性は確認されていない。

そして、この薬は専門的にいうとたんぱく結合率《けつごうりつ》が非常に高い。つまり、他の薬との薬物相互作用を起こしやすい物質ということだ（ドネペジルたんぱく結合率九六％）。複数の薬を飲んでいる人は、このアリセプトがいろんな意味で強く作用する場合がある。

そう、いろんな意味で。

つまり、このアリセプトは、認知症の定義がはっきりしない中で、製薬会社でさえ効果がないことを認めており、治癒するどころか進行を抑制するという根拠さえなく、それでいて徹底的にマーケティングされ世の中に出回っているということである。しかもたんぱく結合率が高く相互作用により弊害が出やすい。つまり、サリンに近づきやすい。

これが現代医学と製薬会社がもたらす薬の正体である。

◎全否定はできない抗生物質

では、もう一つの例を見てみよう。それは**抗生物質**である。ここでも皆さんは思うだろう。細菌の増殖を抑える抗生物質まで全否定するのか、と。

確かに全否定したい気持ちは山々だが、それには難しい面がある。抗生物質は、医学不要論の根幹である「死にかけだから使う価値があるかもしれない」という発想に結びつく。ではこの抗生物質が良い薬かと聞かれれば、そのような結論にはならない。

抗生物質には「飲み薬」と「点滴」があるのだが、まずは飲み薬について。抗生物質を処方されるものの大半は風邪症状であろうが、皮膚疾患の一部などにも現代医学では使われている。それらのすべては無駄なだけでなく、有害極まりない使用法である。

ごく簡単にいえば多くの医師たちが述べているように、**ウイルス疾患が主体の風邪症状に、抗生物質が効くわけはなく、むしろ悪化要因になるのがオチ**である。

では、点滴の抗生剤についてはどうだろうか。確かに現代の病院においては、その大半が無駄と思われる使用法ばかりしている。たとえば、胃腸炎に対する抗生剤投与、術後の予防的投与、免疫抑制剤（免疫抑制剤自体、無駄が多い）投与時の予防的投与などだ。

しかし、その一方でどんな内科医でも外科医でも、本当に死にかけと呼べるような病状の感染症が、ただの抗生剤で劇的に改善する例も多数見ているはずだ。

仮に医学者が本書を手に取ったとして、内容のほとんどを「なんて頭がおかしいんだ」と判断するだろうが、この数行についてだけは納得して読んでいただけるだろう。

感染症は人類の歴史上、現代医学がない時代から普遍的につき合ってきたものであり、それは「必ず存在している病気」である。そして、内服の抗生剤が無駄であるのとは違って、点滴の抗生剤には一定の価値がある。それはもちろん無駄や不要な使い方や大きな害も総括してのことである。

ただし、抗生剤は猛毒なのは確かである。人間は生物としてさまざまな細菌と共生しているが、抗生剤はこの共生を破壊し、かつ耐性菌など多くの問題を起こす。

これらを総合すれば、感染症で死にかけているから、どうせほうっておくと死んでしまうから、リスクのある毒で「博打《ばくち》」を打とう、それが医学の姿でしかない。そして、抗生剤は細菌に対する有効性は確かにあるので、あとは人体の問題に帰結するということだ。つまり、抗生剤を用いた後の結果は、当人の生命力に左右される。

◎「禁断症状」「副作用」という言葉の意味

ここまで二つの例を見てきて、皆さんは何を考えるだろうか。一つだけ確実にいえるのは現代医学が扱っている薬とやらは、単なる「毒」であるという点だ。

現代医学というのは突き詰めれば毒学である。そして、追い詰められて、それらを使用しなければならないシーンは、人々が思っている一〇分の一もないのである。

「4　病気の正体」において、根拠のない医学がほとんどだと述べたが、本来の医学は根拠がある中でしか使用してはいけないのである。なぜなら、医学というのは本来、傷害行為だからだ。その薬の本質的な意味を見極めたうえで、「10　支配者層とは何か」にある支配者たちの思惑を読んでいただきたい。

そもそも薬の弊害についてはいろいろな呼び名があるが、人類のほぼ大半はすでにそのことについても洗脳されている。その象徴が「禁断症状」と「副作用」という言葉である。

薬物を慢性的に摂取していた人がその摂取を中断した際に起こす精神・身体症状を「禁断症状」と呼ぶ。ほかにも「離脱症状」や「退薬症状」という言葉があるが、これら二つは現在、使われなくなっている。ここには、精神医学界や製薬会社が、薬に悪いイメージを持たせないように呼び名を変えてきた歴史的背景がある。これらが彼らの作戦であることは、一部の人にとっては常識である。

しかし、「副作用」というのもおかしな呼び名である。

この世に副作用などというものは存在しない。それは副作用ではなく、もともと「そうなる作用」なのである。

薬物はほとんどが石油から作られた化学構造物質でしかなく、その働く方向は常に同一であり、受け入れる人体が千差万別であるにすぎない。自分に都合がいい症状を「作用」、自分に不都合な症状を「副作用」といった言葉で分けていること自体、とてもナンセンスなことなのだ。

つまり、あらゆる結果はすべて作用であり、副作用も副反応もへったくれも、事実上存在しない。これも「禁断症状」と同様に、医学界や薬学界や製薬会社が薬を飲ませるために都合よく作ってきた概念なのである。

【医学不要論・第一部⑤】

現代医学の薬のほぼすべては何の解決ももたらさず、医原病をさらに悪化させる源である。その薬と呼ばれる物質が開発されてきた思惑と裏側を知ることが肝要だ。それらは完全に否定はできないかもしれないが、ほぼすべては何の意味もない物質である。

薬とは単なる毒であり、薬に作用や副作用があるわけでもない。それらは明確に一つの方向を向いている化学物質にすぎない。

6　代替療法の功罪

◎代替療法の、いくつかの問題点

現代医学を不要とまで断じれば、必ず現代の代替療法についても説明せねばなるまい。

代替療法とは、「現代医学の代わりに用いられる医療」である。ただ、私個人は補完代替療法という存在自体を認めていない。現代医学とタッグを組んで補うもへったくれもないからだ。代替療法には代表的なものとして、免疫療法、伝統医学（東洋医学など）、分子栄養学、ホメオパシー）、ハーブやアロマテラピー、オステオパシー、レイキなどがある。

私は現代のホメオパシーやナチュロパシーを肯定しているが批判もしている。

ここはいつも表現が難しいのだ。こう書けば、普通の医学賛美者のようにもとれるし、逆に代替療法賛美者であるようにもとらえられるからだ。

しかし、私はそれらについても全否定者であり、全批判者であるという言い方が正しい。私は医者や医学や薬学が嫌いなのだ！　強いていえば、自分さえも否定し続けている。この矛盾を私は楽しんでいる。

ホメオパシー医学やナチュロパシー医学やオーソモレキュラー医学にも「プラセボ効果」(思い込み効果)はある。当然ながら、プラセボが出やすい人と出にくい人がいる。

これを念頭に置くことは重要であり、代替療法者はそのプラセボによる治癒をうまく活用している。その点だけでも代替療法の価値は認めうるものだが、さらにいえば当然、プラセボレベルではない、しっかりとした治療効果が得られるものもある。

しかし、ここで大きな問題は、代替療法は普及率が低いため、単純な科学的データや疫学的なデータが乏しいという点にある。

これを学問として大成させていきたいなら、科学的データなどを取り込んだ上での、真なる医学研究が不可欠であるといえるのに、だれもそのような観点から真なる医学、本当の価値ある医学を構築しようという観点がない。これは非常に悲劇的である。

また、代替療法に代表される治療の場合、過分に詐欺的なものが混じっている。つまり、保険診療でないというだけならまだいいが、それを通り越して、法外に高い値段がつけられたり、しかも効果が出ていないのにそれを推奨され続けたりすることも少なくない。

これがいわゆる現代医学派から代替療法が批判される第一の理由であり、しかもその批判は批判されるに値する内容である。

◎では、現代医学はどうか？

一方、現代医学の結果というのは、ほぼすべてがプラセボ以下、失敗の連続である。代替療法がプラセボと副作用発現のなさによって、五〇％程度の治癒効果が得られると仮定すれば、現代医学など医原病の塊であるから、一〇％とかそういうレベルでしか治療の結果を残せていないのである。精神医学に至っては、ほぼゼロ％だ。

とはいえ、代替療法は神の治療でも万能治療でも何でもない。どれも私にいわせれば、七〇点とか八〇点というレベルでしかない。どこにも完璧なものなど存在しない。

私はそのすべての代替療法の問題点を指摘できる。

また、高額な代替療法を肯定することはない。

そんな**高額な代替療法を使用しなくても健康保険に近い範囲や、月に一～三万円程度でも、個人の努力と工夫と理論を掛け合わせて、驚くほどの効果を発揮することはある。**

「いいものは高い」と声高にいう代替療法者は数知れないが、へそが茶を沸かすとはこのことである。私は安くても有効な手段をいくつも知っている。

ガンの代替療法で数百万もお金を払うなど、ばかばかしいにもほどがある。

◎代替療法の可能性と罪

では、代替療法の功罪とは何か。

功としては医療化を防ぎ、人々の生活の中に応用していくことができるという点だ。そのため、医療費はかからないということである。その他にもいわゆる病気(何度もいうが、ここでは本質的な病気)になった場合に、違うアプローチによって治癒する可能性を提供している。たとえば、ガンであっても現代医学の病院で「ステージ4」(末期状態)と診断されながら、そのガンが消えたという人を私も多数知っている。

ただ、ここで重要なのは代替療法だからといって、必ず治るというわけではないという理解である。現代医学では末期ガンなどまったく治癒しないが、代替療法には可能性が多少だけある、それが真実なのに、まるで全部が治るかのように代替療法者が喧伝《けんでん》する理由、それは代替療法的分野にも金銭・利権的ものがあるということだ。

私は現代医学を「クズで不要だ」と揶揄《やゆ》する代わりに、代替療法については「ナンとか療法」などという言い方で揶揄している。この「ナンとか療法」は本来すべての治療法や考え方について当てはまる。

これまで述べてきたように、現代医学とその他のものとどちらを選んだほうがいいかといわれれば、私は後者を勧める。

だが、本当の医学の観点から見れば、毒というのはすべて避ければいいというものではない。そのために活躍しているのが現代医学的救急学であり解剖学なのである。

◎「千島学説」と現代医学の距離

代替療法やその考え方を扱う上で、避けては通れぬ話題がある。その一つが「免疫学」であり、もう一つが生物学者・千島喜久男《ちしまきくお》が主張した「千島学説」だ。これらはまた他の代替療法などとも一線を画する、非常に面白い学説である。

千島学説は、現代医学の常識「赤血球は骨髄で造られ、細胞は分裂して増えていく」という前提を覆すものである。もう八〇年近く前に提唱された学説だが、いまだに一部代替療法者の間で人気が強い。

なぜなら多くの放浪患者たち（行く病院もなくなった人々）の病気をよくしてきたという、口コミや実績があるからだ。

千島学説では「赤血球は白血球を経て、各種体細胞に分化する細胞前の段階である」「赤血球は無核であるが、その無核赤血球から有核の白血球を生じ、さらに生体すべての体細胞や生殖細胞が生じる」とある。まったくといっていいほど、他と考え方が違う。

しかし、このことをほとんどの医学者は研究し尽くしたことがない。研究以前に、まったく価値のないものとして扱われているからである。

私は千島学説論者ではないし、分野も違うので、その学説を完全に理解したわけではないが、問題は多くのよくなったという患者の声、そして一部の協力した医師たちの声をほとんど無視して、現代医学は医原病作りと殺人にいそしんでいることである。

仮に千島学説が部分的に正しいくらいでもまったく構わないのだ。それを応用して一〇〇%にするがための研究をすることこそ、真の医学の目的であるべきだ。

◎免疫学の功と注意点

もう一つ近年においてあまりに有名なのが「免疫学」の隆盛である。本書を手に取る方々なら、おそらく安保徹氏や藤田紘一郎氏の名前くらいは知っているかもしれない。

安保徹氏は『免疫革命』（講談社）がベストセラーとなったし、藤田紘一郎氏も『脳はバカ、腸はかしこい』（三五館）などのベストセラーとともに、寄生虫博士としても有名な方である。免疫学者はそのお二方だけではないが、ここでは免疫学について、総論としてのその功罪を述べる。

免疫学は文字どおり、免疫を主として扱い、その免疫が病態や治療にかかわるとしている。その研究対象に、感染症、ガン、免疫疾患などが含まれていることに異論ある方はおそらくいまい。

その功についてはこれらの病気と扱われた多くの患者たちが治癒してきたという現実が多数あり、疑いようがない。そのことは絶大なる功であり、いわゆる固定観念だらけの現代医学者がこれを批判するのは、単に自分たちが批判されることや、儲けの種がなくなることへの反発にすぎないといってよかろう。

では、免疫学は完璧だろうか。私はそうは思わない。

世の中の論調は、まるで免疫学や彼らが推奨する方法を行なえば、すべての病気が治ってしまうかのように扱われているのではないか。それはおそらく彼らの本意ではあるまい。

人体や生命はそのように軽々しいものではなく、種類や体質や性格や病気によって、治療にも効く場合と効かない場合があってしかるべきである。逆にいえば、免疫学者たちだけでなく、あらゆる学者の中で自分の分野だけが素晴らしいとか、絶対だとかいう人がいるなら、私はそのような学者にこそ、「クズ学者」の称号を贈るだろう。

◎完全な方法などいまだ存在していない

たとえば、このような話がある。その患者は重度の糖尿病であり、治療が必要なレベルだったが、現代医学では根治しないと考え、治療を拒絶した。そこまではよかったのかもしれないが、そこでその患者は免疫学に着目し、免疫をアップさせるような治療を受けた。しかし、改善しなかった。このような経過の人はよく見かけるものである。

では、それは免疫学が悪いのであろうか。いや、これはそもそも分野違いというものである。もちろん免疫が糖代謝にも深く関係しているのは間違いないのだが、糖尿というのならやはり栄養学（もちろん現代医学のしょぼいレベルではなく）を用いるのがスジだ。

これは単なる一例だが、人類においては完全な方法などというのはいまだ存在しない。ただ代替療法においてはそれがいかなる学説や理論であれ、人間の自然治癒力や、現代医学者が及ばないレベルの種々の理論を用い、改善に努力している跡は垣間見えるのだ。

だからそれを利用しようという人々は、常に代替療法にも懐疑的な視点を向けながら、

どんな結果や治癒をもたらしたかということによって、判断すべきである。

と同時に、代替療法を主張する人々は、トータルで多くの人がその恩恵に与《あずか》れるように、さらに情報発信と研究の公開を行うべきである。

そして、現代医学が研究をねつ造し続けているのと同様、代替療法においてもそのようなことが行なわれていないか、しっかり精査する視点を一般の人が持つべきであり、さらにいえば、日本国内においてはそのような政治的なシステム作りを行なえば、必ずや医療費の削減にも寄与することは間違いないであろう。政治家がそのような視点を持たず、利権にいまだしがみついていることが残念でならない。

【医学不要論・第一部⑥】

代替療法には大いなる可能性がある。しかし、代替療法にも、誇大主張や落とし穴や不完全さ、また得手不得手があることを忘れてはならない。

現代医学が否定される理由は、代替療法よりよほど下だからであり、代替療法が非常に優れているからではない。まだ人類はこの分野において大いなる発展の可能性が残されている。代替療法の功罪という視点をあらゆる人々が持つことを望む。

7　生命の輪、そして「三つの輪」

◎ロジャー・ウィリアムス博士の「生命の輪」理論

　世界的に有名な栄養学者であるロジャー・ウィリアムス博士は、**生命の維持のためには「四六種類の栄養素がバランスよく摂られていることが不可欠」である**と提唱した。この栄養素が協調して生命活動を維持している理論を「生命の輪（くさり）」という表現で示した。このくさりは一つ一つの小さな輪が結びつきながら、一つの大きな輪を形づくっていると考えてみるとわかりやすい。

　このくさり全体の強さ、つまり生命力の強さは協調性と相互作用によって保たれることが一つのポイントである。仮に四五の輪が強くても、なかに一つだけ弱い輪があれば、全体は切れてしまうことになる。

　生命のくさりを構成する栄養素は表のとおりだが、これらのどれにも絶対必要最低水準があり、どの一つがその水準以下になっても不健康となったり、病気になるとウィリアム

「生命の輪」を構成する46種の栄養素

20種類のミネラル	ナトリウム、カリウム、クロール、カルシウム、マグネシウム、リン、硫黄、鉄、銅、マンガン、亜鉛、セレン、クロム、ヨウ素、ケイ素、臭素、ホウ素、モリブデン、コバルト、フッ素　（諸説あり）
18種類のビタミン	ビタミンA、ビタミンB_1、ビタミンB_2、ビタミンB_3（ナイアシン）、ビタミンB_5（パントテン酸）、ビタミンB_6、ビタミンB_{12}、ビタミンB_{15}、ビタミンB_{17}、葉酸、コリン、ビタミンC、ビタミンD、ビタミンE、ビタミンF、ビタミンH（ビオチン）、ビタミンK、ビタミンP（フラボノイド）　（諸説あり）
8種類のアミノ酸	リジン、メチオニン、フェニルアラニン、ロイシン、イソロイシン、バリン、スレオニン、トリプトファン

ス博士は提唱する。

私は、この理論を高く評価する。概念的にも直感的にも納得できるものだ。「人は食べたものによって作られる」というのは、最も基本的かつ普遍的な概念である。

ただ、生命の輪を栄養素だけで終わらせていいのかという問題がある。私はこの医学不要論の根幹として、生命の輪をさらに発展させた「三つの輪」を提案したい。

これは概念的なものであり、私の独断であるが、参考にしていただければと思う。

◎一つの輪「精神の輪」

生命の輪の周囲にもうひと回り大きな、細かいくさりでつながれた輪をイメージする。

これらは、四六種の必須栄養素以外に、絶対必須ではなくても有用かつ必要なものをつなぎ合わせる。たとえば、**酵素類、SOD（スーパー・オキシド・ジスムターゼ）類、サポニン、常在菌、葉緑素、食物繊維（多糖類など）、芳香性成分、ケイ素など**、挙げればきりがないであろう。栄養素に理解のある方ならこれも入れろというのもあるかもしれない。

私より詳しい人は有益なものであれば、ご自身で輪の中に入れていただきたい。

これを四六種の生命の輪の外に配置して、相互の輪が協調できるようになれば、病気になりにくくなる。

重要なことは、イメージとして考えればよいのであって、「この栄養素がいちばん大事！」のように、一つのものを絶対視しないことである。

人体や社会や世界というのはそんな単純なものではなく、複合理論と複合素因の永遠の組み合わせであるはずだからだ。

では、もう一つの輪はなんであろうか。

3つの輪の概念図

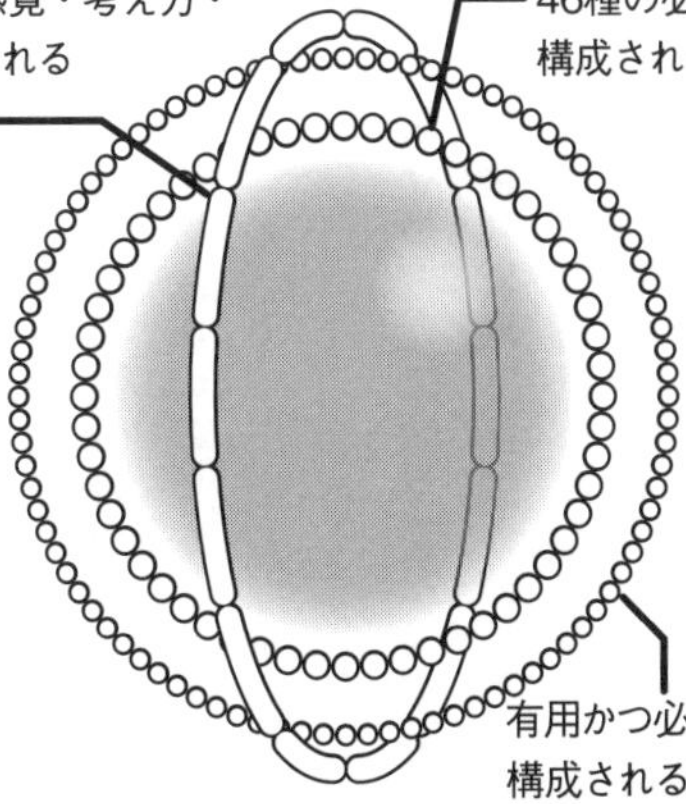

3つの輪が協働して良い球体を形作るイメージ

それが**「精神」の輪である。**「思想や思考」の輪と理解してもらってもいいだろう。

人間が動物や植物と最も違うのは、その思想力や思考力の高さである。つまり、どんな栄養素を摂っていても、どんなに社会毒を避けていても、ただそれだけでは求めるものは得られない。精神は肉体を超越するとさえいわれることがある。

よく慢性的な栄養不足なのだが、非常に健康と思われる人々がいる。これは生命の輪だけでは説明できないが、精神の輪を加えると説明をしやすい。

この輪はいったいどのように他の輪と絡むだろうか。これもイメージで結構だが、この精神の輪は生命の輪の内にも外にもない。あえて表現すれば直角になるように、三つの輪で良い球体ができるようなイメージで配置されるのだ。イメージとしては前ページの図を参考にしてもらえばよいだろう。

◎一〇の主要な感覚・考え方・思想

さて、では精神の輪はいかなる要素をもって作り上げていくのだろうか。

これにも正解はないのだが、参考までに私が思い描いている精神の輪に関して、一〇の主要な感覚、考え方、思想（つまり精神の輪のくさり）を書いておこう。

①常に自立し、人に頼らず解決する思想を持つこと

②自由や権利には責任が一体であることを理解すること

③社会や世界の構造を知るべく、一生かけて学ぶこと

④常に自己で選択し、決断し、その決断に対して自ら責任をとること

⑤因果関係を常に把握し、因果の輪廻を超えるべく努力すること

⑥抑圧と闘い、奴隷であることをやめること

⑦被害者意識と自己正当化の枠から脱出すること

⑧子どもや家庭や地球すべての生命を見つめ直し、最も価値あるものとすること
⑨自我を確立し、何のために生き、何を目的としているかを明確化すること
⑩常に物質に依存していることを戒め、物質依存から脱却しようとすること

これらが三つ目の輪を作る。輪は一つだけ切れても必ずしもすべてのバランスを崩すわけではない。しかし、いくつかのものが狂えば、形はいびつになっていく。それはすなわち、人生や健康に直結していくことだろう。これは東洋医学でも「心身一如《しんしんいちにょ》」（心と体は一体であるとする考え）などと呼ばれる。

あるいは近い将来、それらを論理的にすべて規定してくれる人が現れてくれるやもしれぬ。精神の輪に関しても、一〇である必然性も、私が書いたものである必然性もない。

自分で勝手に作ればよいのである。ただ嘘偽りをすべて排除して、人間や生物の道理に従って精神に必要なものを定義できるかどうかがカギであるといえよう。

◎肉体を鍛える、精神を鍛える

精神の輪を構成するうえで、もう少し補足しておこう。

医学不要論では栄養素や排毒（排毒については「エピローグ」参照）を重視しているが、それさえもすでに能動的でなく受動的側面を持っていることにも気づくべきである。なぜなら、食や栄養素は極論すれば「もらうもの」であり、排毒にしても「何かにやってもらうもの」であるからだ。これを超越して精神の輪を強固にするために必要なのは「鍛える」ということだ。

肉体を鍛えることも精神を鍛えることも、これは能動的である。これこそが自ら動くということの根幹である。

鍛えるというのはいくつか方法があるが、一般でもさまざまな方法が提唱されているだろうから、ここでは割愛する。

ただ、**最初に意識してほしいのは精神の輪にも書いたように、アイデンティティや自我の確立を完了させることである。**これを確立していくために、調べ、学び、勉強し、知り、選択し、自ら決断して自分で責任をとるということにつながっていくわけだ。

自分がなぜ生きているのか、人前で講演できるくらいの人はいったいどれくらいいるだろうか。それに対して質問されたときに答えることができる人はどれくらいいるだろうか。私はほとんど知らない。

そして、仮にそれができないのだとしたら、アイデンティティはまったく不確立なのだ。

私もよく患者さんに、なぜ生きているのかと聞くのだが、すると、たとえば「え〜、食べるため？」「仕事して食うため？」「子どもを養うため？」など、よくわからないといった答えしか返ってこないことが多い。

さらに「じゃあなんで仕事するの？」と問うても、返ってくるのはだいたいは「食っていくため？」とか「楽しいから？」といった答えばかりである。

これらの確立には正解はない。

しかし、それを突き詰めて、自分なりの答えはすでに出ているか？　ということを問うているわけである。

本来、人間は二〇歳までにこのことをいったん完了させておかねばならない、と私は勝手に考えている。

その二〇歳のアイデンティティはもちろんその後、変化していってもよい。その時点でのその人の年齢にあったものを構築することが必要である。しかしそんな二〇歳を実際だれも知らない。ただの一人も見たことがない。

だから、日本人が不健康ばかりなのは精神の輪においても必然である。そんな大事なことを無視して、健康のことばかり考えているのであれば、それはむしろ健康から遠ざかりかねない。

【医学不要論・第一部⑦】
生命の輪、生命の外の輪、精神の輪を感じるべきである。それは常に生命と健康の根幹をなす。ただ道具に頼り、栄養素は排毒だけに頼ってはならない。精神だけですべてを解決しようとしてもならない。人間にとってのアイデンティティと心身一如の言葉を、いま一度思い起こす必要がある。

8　社会毒とは何か

◎現代人の避けられない社会毒

「社会毒とは何か」を医学不要論では定義せねばならない。これは非常に広い意味を持つので、私が定義したものと、皆さんが思うものが違うこともあるであろう。ここでは医学や薬学や健康や生命などに関係する内容として、この「社会毒」を定義していく。

この社会毒とは、「人間社会がもたらした古来の生物的世界とは反する内容を持った物質たち」の総称である。

つまりは、**昔は人が食べたり使ったりしなかった物質、そしてそれが人体に悪影響をもたらす物質の総称**だ。

たとえば、西洋薬に代表される薬と呼ばれる物質、農薬、食品添加物（保存料、着色料その他）、遺伝子組み換え食品、環境ホルモン、毒性元素、殺虫剤、洗剤、漂白剤その他、石油精製物質（薬のほかにプラスチックなど）、強力な電気、電磁波、工業系有害物質、住宅系有害物質、大気汚染物質、人為的放射能、砂糖、人工甘味料などである。

問題はこれらの社会毒が、現代人、特に先進国の現代人がどれだけがんばっても、そのすべてを避けることはできないという点だ。さらにいえば社会毒として扱われるものの中に、生命の輪に当たる四六種のミネラルが含まれているのが面白い。これら四六種のものでさえ、ちょっとしたことで毒になるということだ。

◎医学不要論の根幹に関わる社会毒

もしこれら社会毒がほとんど規制されれば、少なくとも現代人は現代病にはほとんどならない。

前述したように、本来人間や生物がなる病気というのは、感染症や飢餓や風土的な病気のほうが圧倒的に多かったのである。

そして、現代人はそれらの病気に関しては、一定の医学的効果をあげている。

それらを真に考慮すれば現代人は、「社会を変えることさえできれば」、有史の中で最も健康な状態を作り上げることができるはずなのだが、実際はできていないのだ。これはきわめて悲劇的なことである。

しかもそれは「社会毒的な意味による不健康」と、「医療化に伴う意味においての不健康」と、二つの意味を持っていることが重要なのだ。

つまり、医学不要論の根幹の一つは、人類が自分の健康だけ、自分の病気だけを気にしていても、根本解決にはならないということの提唱である。**あなたが健康になりたいのであれば、あなたが率先して世の中を変えるように努力しなければならない。**これらの社会毒を世の中からない状態にすることなくして、人類に健康などというモノが訪れるはずもない。

しかし、人類はだれかがやってくれることには期待するが、決して自分では考えて調べて実行しようとはしない。それはつまり、人類の不健康は、巡りめぐって自分たちにツケが回ってきているだけだと思ったほうがよいということだ。そして、それは先天的、遺伝的な疾患さえそういう可能性がある。

次に、代表的な社会毒のいくつかを、解説してみたい。

・水道水に含まれ、毎日摂取している塩素

「塩素」は特有の臭いを持つ黄緑色の気体で、毒性と腐食性を持つ。有機物と塩素が反応することにより、発ガン性が疑われるトリハロメタン類を生成するといわれる。

コレラなどの病気がほとんどの国で駆逐されたのは塩素を含んだ水道水のおかげでもある、と教科書的には書いてあるが、こんなことは歴史をしっかり勉強すれば大嘘だということがすぐわかる。塩素水が導入される前から致死性感染症はかなりの勢いで減少傾向にあったのだ。

・フッ素を広める重要な目的

「フッ素」は非常に強い酸化作用があり猛毒である。フッ素の過剰摂取は、骨硬化症、脂質代謝障害、糖質代謝障害と関連があり、ガン化促進と脳神経障害という最も重い障害とも関連する。低濃度のフッ化物溶液が動物実験で黒色腫の発生を一二％から一〇〇％へ、著しく増大させたという研究もある。

このフッ素を世に広める重要な目的の一つとして、人民を奴隷化するという目的がある。もともとフッ化物は、畜産家が手に負えない牛たちをおとなしくしたのが始まりであり、ソ連では強制収容所の囚人に、フッ化物を投与することでおとなしくさせていた。

歯科治療においては、人工歯（義歯）の製造工程にフッ化水素が使われる一方で、虫歯予防にフッ化ナトリウムが使われることがある。

　アメリカ合衆国では昔、水道水にフッ化物を添加する目的にフッ化ナトリウムが使われていた。現代は、虫歯を予防するために歯磨き粉に添加されているが、フッ素はむしろ歯に多くの弊害をもたらす。こうした弊害にもかかわらず、フッ素が世界に普及した理由は、アルミニウムの処理と並行して知識を集めねばならない。

・ＩＲＡＣから発ガン性の勧告・ヒ素

「ヒ素」は、生物に対する毒性が強いことを利用して、農薬、木材防腐に使用されている。石膏ボードの一部にもこれが含有しているとして問題になっている。ヒジキや一部の粉ミルクに入っていたことでも一時、問題になった。

　ヒ素およびヒ素化合物はＷＨＯの下部機関ＩＲＡＣから、発ガン性があるとして勧告されている。単体ヒ素およびほとんどのヒ素化合物は、人体に非常に有害である。にもかかわらず、三酸化二ヒ素は急性前骨髄球性白血病の治療薬でもあるのだ（商品名はトリセノックス）。海外では骨髄《こつずい》異《い》形成《けいせい》症候群《しょうこうぐん》、多発性骨髄腫《たはっせいこつずいしゅ》に対しても使われている。

・水銀

「水銀」は、各種の金属と混和し、アマルガムと呼ばれる合金を作る。有機水銀は無機水銀に比べ毒性が非常に強い。

銀・スズ・銅などとのアマルガムは、歯科治療において歯を削った後の詰め物として一般に用いられていたが、これは多くの金属中毒を生み出した。現在はあまり使われない。

・アルミニウム

「アルミニウム」は微量であれば体外に排泄されてしまうことで毒性はないといわれてきた。しかしその後の研究で、非常に微量でも非常に有毒であることがわかりはじめ、特に神経系統に影響を与えることがわかってきた。

アルミニウムは、アルミニウム鍋、アルミニウム缶などの他に、胃薬の中にも含まれている。ベーキングパウダーにも入っているものがあるが、なぜ入れられているのか？

ワクチン内にもアルミニウムが入っているが、実質的な濃度を考えれば、前者のほうが影響は大きい。フッ素と関連してこの実情を知るべきというのは前述したとおり。

アルミニウムは、水道水を浄化するための浄化処理剤としても一般に使われている。凝集作用を利用して行なわれるが、人間の体内でも同じような作用を起こすことが報告されている。これが脳萎縮につながるとされているが、まだ人体では確定にまでは至っていない。米国の臨床栄養学では、一リットルの中に一〇〇～二〇〇マイクログラムのアルミニウムが体内に蓄積されていると、神経系統に何らかの支障が現れはじめるとしている。また骨に関して障害をもたらすともいわれている。

・有機リン

「有機リン」は炭素－リン結合を含む有機化合物の総称である。神経系・呼吸器系に対する毒性がある化合物が多いことから、第二次世界大戦前後から殺虫剤として農薬に使われている。農業用、家庭園芸用、殺虫剤または殺菌剤、除草剤として使用されて、その後、河川に流れ出し浄水場から水道水に入ってくる。

人に対する神経毒性が高い化合物も多いため、神経ガスとしてサリンなどが開発されたが、有機リンやサリンとアルツハイマーの薬はほとんど同じ作用機序である。ちなみに妊娠中絶薬や眼科の縮瞳薬、疥癬《かいせん》治療薬の成分の一つとして有機リン製剤は使われている。

・ネオニコチノイド

「ネオニコチノイド」は、有機リン系の農薬が人体に非常な害があるということでその代わりに登場した農薬である。

最近、世界各地でミツバチが姿を消していることが話題になっている。その原因はネオニコチノイド系の農薬であるとされて、二〇一三年四月には欧州委員会が使用禁止に向けた動きを発表した。しかしこの農薬の作用はミツバチにだけであろうか？　自然の山の水などにはすでに、大量のネオニコチノイドが混入しているとする農薬専門家もいるが、おそらく正しいと思う。単純に考えてこの農薬を散布しまくっているゴルフ場はたくさん存在するからだ。農薬が地下水にしみこみ、その数十キロ範囲内の湧き水に溶け出す。

・ラウンドアップ

「ラウンドアップ」は、一九七〇年にアメリカ企業のモンサント社が開発した除草剤（農薬の一種）。有効成分名がグリホサートイソプロピルアミン塩である。

これは、アミノ酸の合成を阻害する。だから、遺伝子操作により分子育種されたラウンドアップに耐性を有する作物（遺伝子組み換え作物）が主流である。遺伝子操作により、ラウンドアップに耐性を有する遺伝子組み換え作物はラウンドアップレディーと総称され、ダイズ、トウモロコシ、ナタネ、ワタ、テンサイなどが栽培されている。

つまり、ラウンドアップと遺伝子組み換え作物はセット商品であるといえ、その双方が人体に重大な影響を及ぼすことが、複数の研究により指摘されている。もっとも懸念されているのは発ガン性である。

・ダイオキシン

「ダイオキシン類」はポリ塩化ジベンゾパラジオキシン（ＰＣＤＤ）、ポリ塩化ジベンゾフラン（ＰＣＤＦ）、ダイオキシン様ポリ塩化ビフェニル（ＤＬ-ＰＣＢ）の総称である。皆さんも名前は聞いたことがあるだろう。これらは塩素で置換された二つのベンゼン環という共通の構造を持ち、類似した毒性を示す。アメリカの国立ガン研究所は、ネズミを使った毒性試験を行ない、ダイオキシンが異常出産や奇形児発生に影響を及ぼすことを明らかにした。ちなみに世界中の人々の中で日本人の母親の母乳に含まれるダイオキシン濃度が世界一である。

他の社会毒については第二部「9　栄養の病気とその薬」なども参照いただきたいが、とにかく多数ありすぎてそのすべてを掲載することはできない。とにかく他人に頼るのではなく、自分でアンテナを張って勉強するのみなのである。

【医学不要論・第一部⑧】

社会毒とは何であるかを徹底的に知ることが必要である。社会毒をすべて排除することは難しいが、日本は世界の中でもトップの社会毒に暴露されている国であることを自覚せよ。それを排除しない限り、いくら医学や薬学や栄養素や他のものに知恵を絞っても、決して人々に健康が訪れることはないであろう。

9　健康保険をどう考えるか

◎医原病を生み出す温床

一般の人は、日本の健康保険というものについてどう考えているのだろうか。常に良質で平等な治療が受けられる、ありがたいシステム？

この健康保険のシステムそのものこそが、医学産業の源であり、医原病を生み出す源でもある。しかもその健康保険にかかる医療費は、日本の国家財政を根底から破壊するレベルにまで肥大してきた。

増大する医療費などを賄うためという論理で消費税をアップすることが予定されているが、このような愚かな判断に私は失笑するよりない。

ある人はこういうだろう。海外では消費税を増やし、医療費を拡大することで、医療の充実を図ってきたではないか。日本の医師の数などはOECD内部でも非常に少ないレベルではないか。それらに矛盾してはいないか、と。

それをいう人々は世界全体にわたる構造の問題と、医学そのものがもたらす根源的な問題に何も気づいてはいないのだ。

これまで述べてきたように、医学の大半は治療を受けるだけで悪化するか、慢性化させられてしまう。その結果、金づる（患者）が一人できあがるだけであり、健康保険システムはそのシステム維持に関して、尽きることなく金銭を提供しているにすぎない。

私は、医療という行為によって稼ぐなといっているわけではない。真に役立つ医学であっても、設備機器や人件費が多くかかるのは当然である。

しかし、**健康保険システムは、どのようなビジネスであっても担保されている「結果」への対価ではなく、病院へ通うことで医師にカネが入るという、まさに〝治さないことを助長するシステム〟**になっている。

◎治せばもらえる報酬制導入のススメ

私がここで述べることは、医学における報酬制導入のススメでもある。**治せば多額の報酬をもらう――それが本来の仕事においては必然であり、治せなかった場合は失敗に当たるので、経費のみもらい、報酬はもらえないというのが当たり前ではないだろうか。**

もし仮に、このようなシステムが導入されたとすれば、日本中のほとんどすべての病院が潰れること間違いなかろう。

それはまさに私の望みとするところだが、きっと医療関係者だけでなく、一般の方こそがそのシステムに反対することだろう。

ただこの案は救急医学などには一定の無理が生じる。救急医学ではどれだけ最善の治療をしても、人が亡くなることはあるからだ。

その他にも、老人の終末期医療などにおいても一定の代案が必要だが、それでもこの考え方は私だけでなく多くの人が持ってしかるべきであると考える。

いったい保険とは何なのか、人々は考えたことがあるのだろうか。

それは人々の「わがまま」と常に並列している。人々は自分の症状が全部なくなって、何も感じない状態にでもならない限り、満足できないのだ。

本来、皆さんが感じるその症状は、体のサインであり、正常の証であって、そのサインに従えば薬などに頼らなくてもよくなるのは、生物として当たり前のことである。

とすれば、それらを考慮した上での医療における保険の真の価値とは何か？　それは命にかかわるような状態、真の意味で現代医学が役に立つという十数％の状態、そこにだけ保険が効いていれば十分な話である。

現在の健康保険で認可されている薬や治療の多くは、無駄ばかりといって差し支えない。

では、医学不要論においても肯定せざるをえない現代医学、現代医学とはいかなるものであろうか。具体的に挙げれば、

◎必要な医学とは？

①心筋梗塞、脳梗塞など梗塞性疾患の急性期
②くも膜下出血、潰瘍《かいよう》出血、ガンからの出血など、出血の急性期
③肺炎、胆管炎《たんかんえん》、髄膜炎などの重症感染症
④交通事故、外傷、熱傷、骨折などに伴う救急医学的処置
⑤誤嚥《ごえん》による窒息、溺水《できすい》、低体温などの救急医学的処置
⑥腸閉塞、無尿など排泄にかかわる生命にかかわるものへの救急医学的処置
⑦胎盤剥離《たいばんはくり》、臍帯捻転《さいたいねんてん》、分娩時臍帯巻絡《けんらく》など、産婦人科の救急医学的処置
⑧失明、聴覚喪失などに関する救急医学的な処置
⑨薬物中毒症や毒性物質の曝露に対する処置

⑩染色体や遺伝などの異常が一〇〇％わかっている疾患への対応
⑪未熟児の管理
⑫サイトカインストームなど免疫の重症な異常状態への処置

くらいのものであろう。

つまり、**「ほうっておけば死ぬもの」「ほうっておけば死にそうになるもの」「ほうっておけば体の機能を喪失するもの」、ただこれだけが現代医学が扱うべきもの**であるということだ。これらのほとんどが、昔であれば死んでいたということが重要である。

とはいえ、これさえも対症療法であり、いかに急場をしのぐかということのみに特化されている。

たとえば、心筋梗塞や脳梗塞になることも、無尿になったり、潰瘍から出血したり、薬物中毒になることも、未熟児で生まれることも、そうなる前に予防策をしっかりしていればほとんど防ぐことができるのだ。

これらと医学不要論は常に対比されねばならない。

◎救急医学の重要性

まず健康保険として必ず認可されねばならず、しかも現在よりもより手厚く資金をかけねばならないのは、たびたび述べているように救急医学である。

しかし、医学不要論では、たとえば**風邪や胃腸炎などで救急外来に通院することなどは愚の骨頂である。**

本来、これらの病気で命を落とすなどということは、動物ではありえない話であり、そんな中で日本でも世界でも死人が出るのには、別に理由があるのだ。それについては第二部で明らかにしたいが、とにかくこのような処置は救急医学とは呼ばない。

外来で対応できる軽症対応を「一次救急」、入院治療が必要な中等症対応を「二次救急」、極めて専門的な治療が必要な重症対応を「三次救急」というが、救急医学の原点は現代的にいう「三次救急」である。

個人的な考えとしては、健康保険システムの中でいえば、三次救急以外は必要ない。

その他、第二部でもテーマとする、無駄な薬、無駄な治療、無駄な診断を除外できたと仮定すれば、日本の医療費は一〇兆円～一五兆円程度にまで抑えられると推測する。

◎老人医療をどう考えるか

老人医療についてはいかに考えるべきだろうか。実際、多くの老人が、できることなら病院にかからないで死にたいと考えている。

老人医療の基本は、人間を栽培するような治療はしてはいけない、延命治療などしてはいけないということである。

ここでは何歳から老人とするか難しいところだが、とにかく胃ろうなどもってのほか、IVH（中心静脈栄養法）ももってのほか、人工呼吸も気管切開ももってのほか、老人はガンを治療する必要もないし、食べられなくなればひっそりと死んでいくのみである。

血圧を下げる必要もないし、コレステロールを下げる必要もない。骨粗鬆症《こつそしょうしょう》の薬を飲む必要もなければ、胃薬を飲む必要もない。そうして感染症かガンか低栄養やエネルギー喪失による老衰で亡くなっていく。それがあらゆる動物の基本なのだ。

◎最高にバカバカしい政策

現在において、日本は医療産業を主たる成長産業と見越して、消費税を代表とする予算をつけて拡大しようとしている。これは最高にバカバカしい政策である。

しかし、日本はそれを受け止めることができない。何よりも仕事を失うかもしれない医療関係者が、本書に対して徹底的に反対してくるだろう。

医学不要論が日本に浸透することなどないだろうが、**仮に政治がこの面に深く介入できるとすれば、医学に携わる人々とお金を、他のもっと意味がある分野に振り分ければいい。**

それをやらない限り、実質上、日本には未来などないのだ。健康保険というのはそのような重い課題を突きつけられているのである。


【医学不要論・第一部⑨】

健康保険はほとんどが無駄である。命にかかわらぬ、命でなくても重大な身体的損失にかかわらぬ治療は、保険として認定すること自体、保険の意味を逸脱している。日本の医療費を半分以下にすること、そして半分以下にしても、人々が洗脳から解かれさえすれば、今までよりも幸せで病気にならぬことを、医学不要論は提唱する。

10　支配者層とは何か

◎「彼ら」には、ある思惑がある

一般の人と接していて悲しいのは、精神医学や心理学の何が最も問題なのか、さらにいえば現代アロパシー医学の何が問題なのか、という原点に触れようとしないことである。

じつはアロパシー医学の問題はすべて「優生学」から始まるのである。

それを知らずして医学不要論の根幹を理解したことにはならない。

その思惑は単なる金儲けではない。現代医学はすでに「彼ら」によって歪められ、修復不能なレベルにまで持ち込まれているのである。

「彼ら」の目的はいくつもあり、私にも完全に表現することはできない。しかし、海外でも日本国内でも多くの有志が表現しているように、一つ一つの物事ではなく、全体を俯瞰してみれば、「彼ら」の思惑は見えてくるというものである。

「彼ら」とは何か？　それをひと言でいうなら「支配者層」であるということだ。

民主主義や法治国家のこの国で支配者など存在するのか？　と考える人がいまだいるなら、それは平和ボケもはなはだしい。日本もアメリカも、裏を知れば知るほど、民主主義でも法治国家でもないと気づく。

◎優生学の根幹

今の世界を見て、あなたがもし超がつくような大金持ち（年間一〇兆円くらい収入があるような人間としよう）であれば、何を考えるだろうか。

あなたは膨大な資産の一部をどう社会のために役立てようかと考えるのかもしれない。

残念ながら、そのような人はそもそも大金持ちになれはしない。

「彼ら」は当然、悪魔的なまでに金銭を集め、偽善の限りを尽くして人々を騙し、極悪党も真っ青なほどにダブルスタンダードを実行してきた。その「彼ら」は当然こう考える。

「私たち優秀な民族が生き残る上で、今の愚民たちは邪魔だ」

「今の愚民たちは家畜と同じであり、殺処分しなければならない」

「地球上で支配体制を確立するためには、さらに強い統制を働かせねばならない」

これが優生学の根幹である。

そうすると「彼ら」は何をするだろうか。豊富な資金をもとに、さらにその支配体制を構築すると同時に、人民を削減することを第一に考える。

もちろん、私たちも彼らも同じ人間であるはずだが、彼らには人間的な感覚は毛頭存在しない。そうでなければ、「彼ら」が行なっていることはすべて説明できないからだ。

当然ながら、どれだけ優生学を学問のように見せかけても、証明できることはない。あらゆる論文がねつ造の嵐なのも当然なのである。だって目的が違うのだから。

つまり、これは学問や科学というより、思想や哲学の話であり、どれだけ人を差別したり区別したり支配したりするかのためなのである。そして、そこに飛んで火に入るなんとかが迷い込んでくるわけであり、そんな人間を、理屈はどうあれアホに仕立てあげて殺してしまえ、というのが優生学の基本なのだ。歴代の政治家や国や支配者層たちがずっと昔から使ってきた思想であり、共産主義者も同様に使ってきた思想だ。

◎〝陰謀論者〟と笑っていていいのか？

「彼ら」のことを唱える人を、インターネットでは「陰謀論者」というそうである。

つまり、これは事実ではなく都市伝説のようなものだといいたいわけだ。

しかし、こんなものは信じる信じないの話ではない。まさにそこにある現実であり、世界中の多くのジャーナリストや活動家が啓蒙告発している事実でしかない。

「彼ら」のことを啓蒙しているジャーナリストや活動家の一例をあげれば、マイク・アダムス、ロバート・ウィテカー、ジェイン・ブルガマイスター、デーヴィッド・アイク、F・ウィリアム・ユングドール、ユースタス・マリンズ、ジョン・コールマン、マイク・ドンカーズ、ジョセフ・マーコラ、アレックス・ジョーンズなどであり、日本では数少なく、名前が表に出ない活動家がネットを中心に活動している。

日本でジャーナリストとして、医学だけでなく構造的な問題を含めて啓蒙しているのは、船瀬俊介氏が代表的である。私が彼を常に応援するのは、彼がとても貧乏なのに（船瀬さん、失礼！）、この問題に取り組む日本の第一人者であるからだ。

◎私にとっての「彼ら」の正体

「彼ら」を表すときに必ず出てくるのが、ユダヤ勢力、イルミナティ、フリーメーソン、三〇〇人委員会、ＣＦＲ（外交問題評議会）などの言葉である。これらはすべて明確に存在しているが、私個人はあらゆる場面において、これらの単体を重要視していない。

だから私は、常に支配者層を総称して「彼ら」と呼んでいる。そして、その手先となるのが「アノニマス」と呼ばれる集団である。彼らはネット上において匿名で、いい人のふりをして情報を捻《ね》じ曲げ、人を誹謗中傷《ひぼうちゅうしょう》することを目的とする。

そこには優生学的な統制意識や魔女狩り的な排除意識が働く。

有史以前から人は人を支配して、支配者層が形成されていたことは間違いない事実である。これは歴史的な事実であり（もちろん日本の歴史書は嘘だらけだが）、そのような観点から真実を探し出そうとする人々の声に耳を傾ければ十分である。

◎アルミニウムとフッ素をめぐる「彼ら」の暗躍

「8　社会毒とは何か」で示されたアルミニウムとフッ素の問題は、「彼ら」のことがわかりやすいので示しておこう。ユースタス・マリンズの『医療殺戮』から一部抜粋、要約する。

アルミニウムとフッ素については重要な共通点がある。それがアルミニウム産業だ。もともとこの開発はアメリカが主であったが、アルミニウム製造の副産物として出てくるフッ化ナトリウムの除去は、彼らにとって長年の問題であった。もちろんその毒性や分解されない特性のためである。

ここで出てくるアルミニウム産業の代表格がアルコア社であり、フッ化物を大量に生産してきたのがアメリカン・アグリカルチュラル・プロダクト社やフッカーケミカル社であった。彼らは非常に狡猾だったため、自分たちの利益を確保して廃棄物を処理するための良い方法を思いついた。その一つが海洋投棄だが、もっと有効かつ大胆な方法を見つけた。それが飲み水や食物や歯磨き粉や薬の中に、それらの廃棄物を混入して、「人々に処理してもらう」という方法だ。そのためにはデータをねつ造しなければならない。

アメリカで最初にこのアルミニウムとフッ化物問題で暗躍したのが、元連邦安全保障局長官のオスカー・ユーイングであった。彼はその作業と相まって「ガン撲滅キャンペーン」の全国委員長になったのも興味深い。

なぜガンを誘発するようなことをした人間が、このような地位に就くのかということは推して知るべしである。

彼の暗躍もあってアメリカではフッ化物の水道水への添加は、なんと米国公衆衛生局（PHS）が行なった。多くのアメリカの学者たちがその危険性を指摘したが、ほとんどがかき消されてしまいカネの力に負けてしまった。もはや書く必要もないが、安全性については何の担保もされていないし、科学的に考えれば危険極まりないことである。

これらの会社のトップには、当然「彼ら」の名前が連なっている。詳しくはお調べいただきたい。

◎精神医学は「彼ら」にとって最高のツール

さて、精神医学はＦＤＡからＷＨＯまで、各国、各機関内部の隅々にわたって浸透し、排除不可能なくらい権益支配を強めてきた。世界精神保健連盟（ＷＦＭＨ）は世界中の主だった精神科医で組織される中枢中の中枢である。精神医学の世界連盟を作った始祖である会長の言葉を引用しよう。

「われわれは国民のあらゆる教育活動に精神医学を浸透させねばならない。市民の生活、政治、産業はすべてわれわれの影響下に置かれるべきだ。われわれは数多くの専門家を効果的に攻撃してきた。最も簡単なのは当然ながら教職と教会だ。法律と医学が最も手強い」

「世界を支配するために人々の心から排除すべきものは、個人主義、家族のしきたりへの忠誠、愛国心、宗教的な教義である」

ここでは、精神医学と優生学と支配者たちの思惑を解き明かしていかねばならない。

医学不要論が精神医学さえも飛び越えて医学全体の批判に目を向けたとき、精神医学や心理学の位置づけはいったいどのようなものになるのかを考察する必要がある。

近年、内科や外科から紹介されて、心療内科や精神科を受診するといったケースはあとを絶たない。これは病気作りと利権と精神医学が密接に関係した結果である。

つまり、検査で因果関係も示せない生理的現象を病気と呼び、対症療法的な薬を開発することでさらに金銭を呼び込み、最後は患者は精神病を仕立て上げられて貪られ殺されていく構図だ。

つまり、「彼ら」にとって「精神医学」や「心理学」は、金を儲けたうえで、人類を支配するうえで最も有効な「心を支配する」という目的上、必要不可欠な最高・最凶のツールであったということだ。

だからこそ、「彼ら」を衰退させていくためには、まず世界中にはびこった精神医学を完全に撲滅せねばならないという道理につながる。

◎人々が病気に対して不安や恐怖を持つ限り、利権はなくならない

真の医学というものは精神医学とは違い、しっかりした人体への救済に対する目的を備えていた。しかし現代医学はそれを完全に失っていて、それは「彼ら」に失わせられてしまったのである。もはや一般の人はもとより医師や薬剤師だけでなく医療関係者全員、さらにいえば政治家や弁護士や経済学者に至るまで、すべての人が洗脳され、騙されていると断言しても過言ではない。そして、それを書物だけで解き明かすのは不可能なほどだ。

海外の大企業（たとえばコカコーラとかＩＢＭとか）五〇〇社のうち、製薬会社は上位を占めている。さらに外資系の製薬会社一〇社の規模や売上げは、他の大企業四九〇社を足したものより多い（『フォーブス』二〇〇八年）。

これはもう製薬会社と医学界が全人類を支配しているに等しい。そして、それらをさらに統括する支配者層、つまり「彼ら」がいるのだ。確かに軍需産業からは多くの金が生まれるが、常に戦争を起こしていないと利益は上がらない。

しかし、人々が健康や病気に対して不安や恐怖を持つ限り、製薬会社の利益がなくなることはありえない。つまり、後者のほうがより普遍的に莫大な利権を手に入れやすい。

◎暗躍している人々

では、具体的に優生学を駆使して暗躍している人々とは、具体的に誰なのだろう。ここではオーストリアのジャーナリスト、ジェイン・ブルガマイスターの告発をもとに名前を列挙しよう。ここでは「危険なのはインフルエンザではない、ワクチンだ」と題されたデーヴィッド・アイクの記事を参考にさせていただく（訳は為清勝彦氏）。

彼女は豚インフル・ワクチンで人口を間引きしようとする世界計画を暴露し、WHO（世界保健機関）、国連、バラク・オバマ、ロックフェラー、ロスチャイルド、その他に対し、FBIに告訴する手続きをした。まあ、この世界の支配構造を考えたらFBIに告訴することなどあまり意味はないのだが、それは彼女もわかった上でのことであろう。

彼女が告発した人々を具体的に列挙すると、被告人のバラク・オバマ（米国大統領）、デーヴィッド・ナバロ（国連インフルエンザ対策上級調整官）、マーガレット・チャン（WHO事務局長）、キャスリーン・シベリウス（米HHS＝国保健社会福祉省長官）、ジャネット・ナポリターノ（米DHS＝国土安全保障省長官）、デーヴィッド・ロスチャイルド（銀行家）、デーヴィッド・ロックフェラー（銀行家）、ジョージ・ソロス（銀行家）、アロイス・ストガー（オーストリア厚生大臣）他は、この国際犯罪企業シンジケートの構成員である。

私はジェイン氏とお会いしたことはないが、こうやって出された名前を見ていくとしみじみと感じ入ることがある。

マーガレット・チャンはＷＨＯ事務局長だが、ＷＨＯとＷＭＦＨやＷＰＡ（世界精神医学会）は密接に結びついているし、ジョージ・ソロスは製薬会社や精神医学とも密接にかかわっている銀行家である。また日本の破壊的精神医学は常にオーストリアを経由して輸入されており、アロイス・ストガーに限らず厚生大臣などのポストは「彼ら」の手先として重要なポストなのだ。

優生学に支配されつくした世の中を知ることは、弱肉強食である世の中を知ることと同じである。優生思想は私を含めた全人類が持っている思想なのである。

私は精神医学や優生学の支配者たちと、軍産複合体や経済の支配者たちの密接な関係を思わずにはいられない。つまり、人々が精神医学や優生学の束縛から逃れることは、単に薬や精神医療、さらにいえば医学の罠から離れるということだけにとどまらず、現代の社会的束縛、金銭的束縛、そして洗脳から解放されない限り不可能なのである。

私は、「金」に「生きるために必要な物質の交換材料」以上の価値を持たせるな、それ以上の認識を人々が持つなということを述べたい。そして、医学を真に人に役立たせる形で、しかも金銭的束縛など存在しない形で、一般人たちが構築せよと述べているだけだ。そして最後はそれをシステムとして法律として組み込んでいくことだ。

これを実行しない限り、日本であっても世界であっても、決して人間としての最低限の充足も訪れず、新世界秩序という名のもとに人々は完全奴隷化させられることになるだろう。そして、医学は人々を奴隷化するうえでの最も都合のよいツールなのである。

【医学不要論・第一部⑩】

「彼ら」が何者であるかを知るべきである。「彼ら」は医学の世界だけでなくあらゆる世界に影響力を持つが、医学や薬学に代表される産業は、人の善意につけ込むので騙されやすいのである。医学は「彼ら」の名のもとに、製薬業界を手下として、精神医学や心理学を支配ツールとして、人々の心を洗脳していく。深い洞察と探求と調査、そして金銭に支配されない精神構造だけが、それらを打ち破るカギである。

第二部

病気や薬にどう対応するか？

◎健康でないことこそが人間として当然

なぜ人は健康を求めるのか——これについて、私には一つの提言がある。この世の医学者、治療家、セラピストをすべて敵に回す考え方である。

それは、「健康でないことこそが人間として当然である」という考え方である。

人間は常に不調を感じ、愚痴をこぼし、その不調とつき合いながら自然に生き死んでいくものである。

これは医学不要論を提唱するうえで決して外せない概念だ。

代替療法者などに特に多いが、自然療法という名の治療にしたがっていれば、とてもハッピー、体調が良いなどという人がいる。しかし、それは本当の意味で自然なのだろうか？

自分について考えても、私はいつも体の不調を感じている。と思ったらそれを忘れていて、また思い出したように不調を感じる。理想的な健康体などというものはどこにもない。「常に何の不調もない状態が健康」という考え方自体が洗脳されているということに気づかない。それが医療化を生み、医原病を生み、さらなる不健康をもたらす。

健康であるということは、体に何らの症状がないことだと考えている人が多いようだが、私にいわせればそれはおかしい。

その症状はあなたのセンサーそのものであり、生きている証明そのものである。その症状を愛さねばならない。

たとえば、あなたが下痢をしたとしよう。一般の人は「下痢をなんとか止めたい」と考える。しかし、その下痢はバイ菌を外に押し出すための防御反応であり、それを止めると病状は長引いたり悪化したりする。そうではなく、その症状は必然であるとし、その症状を大事にしながら脱水や体力低下に気をつけながら下痢が自然に治まるのを待つことが、実際は最も人体の治癒にとって有効なのだ。

それを治そうと思うからこそ、医学の奴隷になる。健康ばかり追い求めるからこそ、いろいろな商法が生まれ、詐欺も発生する。

ここからの第二部では、薬の無意味さを中心に、医学不要論における、それぞれの病気への対応法をまとめるが、このことを前提として読み進めていただきたい。

1　精神の病気

◎知ることこそが最大唯一の防御方法

精神医学については拙著『精神科は今日も、やりたい放題』『大笑い！　精神医学』により背景は網羅されており、さらに精神薬を抜くための基本マニュアルは『心の病に薬はいらない！』（かんき出版）に記載されているので、ここでは深くは取りあげない。

ただ、精神薬というのは覚せい剤や麻薬そのものであり、たとえ一時的に改善したとしても、最終的には不幸のみが待つものであることは、肝に銘じておく必要がある。

精神医学や精神の諸問題に関しては、「知る」ことこそが最大唯一の方法であることをまずは自覚することだ。知ってしまえば何をすればいいかは、おのずと明らかになる。

そして、精神薬は、人に知らせないままにとどめるための最強の武器の一つである。ドラッグも化学物質も同じである。ここでは一つだけ例を出す。

◎現代洗脳の一つ「発達障害」

発達障害と扱われる状態とは何なのか？

そもそも**発達障害といわれるような状態を、社会が許容できないことこそがおかしい**わけで、それもまた現代洗脳の一つであろう。

私はこの話を説明するとき、映画『ALWAYS《オールウェイズ》　三丁目の夕日』を口にする。あの映画に出てくる多くの登場人物たちは、大人であれ子どもであれ、みな「発達障害」と診断できるような個性的で偏りのある人々である。口げんかどころか殴り合いさえも日常的に描かれる。

暴力を奨励しているわけではなく、そのような人間こそが、生物として普通の姿なのである。ずっと同じことをしたければすればいい、多動でどっか行きたいなら行けばいい。

それがなぜ悪いことで、薬で治さねばならないことなのか。

当たり前の姿を認めることができずに、精神科医だけでなく親たちや周囲の人間たちこそが「発達障害」などという診断をつけたがるのだ。

◎本当の原因を追究できているか

そしてまた、現代で発達障害と扱われている人々が、いったい何が原因でそうなっているのか。現代において本質的な原因について考えていけば、以下が挙げられるだろう。

①ワクチン後遺症
②慢性栄養素欠乏
③砂糖中毒
④食品添加物曝露
⑤農薬慢性曝露
⑥教育やしつけの問題
⑦家庭内不和の影響
⑧教員や周囲による強制的診断
⑨電磁波や放射線の慢性曝露
⑩いじめ、虐待などの影響
⑪遺伝的問題

⑫産婦人科的問題に付随した高次脳機能障害

などなど、ちょっと思いつくだけでもこれくらいはあるのだ。

これらの大半は親が自覚さえすれば改善可能なのである。これらに医学などの介入が必要でないことはいうまでもあるまい。まさに医学不要論の象徴であるのが精神医学であり、その代表格が発達障害であるといえよう。

少なくとも現代医学、精神医学、心理学によってもたらされる発達障害へのアプローチは、すべて子どもを殺して、才能を奪い取るために存在するのだ。

児童精神科医という存在は子どもを殺すことが主たる目的であることは、前著で詳しく述べた。その目的達成のためには彼らはきれいごとを話し、データをねつ造することも一切厭《いと》わない。

【医学不要論・第二部①】

この世にすべての精神医学は不要である。これらはそもそも人を治すための技術ではなく、人を支配し殺すための技術である。すべての精神にかかわる問題を医学から切り離し、有効な方法を模索するシステムへ切り替えることが急務である。

2　動脈硬化や心臓の病気とその薬

◎コレステロールは減れば減るほどガンや感染症に
コレステロールは副腎皮質ホルモンや性ホルモンなどの原料になる重要栄養素である。

しかし、今やこのコレステロールはただの悪役として扱われているようだ。それが医学界と製薬業界とマスメディアによる嘘丸出しのマーケティングによることを、いまだ多くの人々は理解していない。

血液中のコレステロールは減れば減るほどガンや感染症になりやすい。これは医師なら多くの人が述べている「常識」であり、最近では少しずつ知られるようになってきた。

ＮＰＯ法人「医薬ビジランスセンター」で啓蒙活動を続ける浜六郎氏の『新版　のんではいけない薬』（金曜日）から引用させていただこう。

「日本脂質介入試験＝Ｊ・ＬＩＴ」という臨床試験では、総コレステロール値が２２０以上（平均で約２７０）の人ばかり五万人に、コレステロール低下剤を六年間使いました。

平均で約50下がりましたが、もっとも死亡率が低かったのは、220〜260の人でした。180未満に下がった人の死亡率は、もっとも低かった220〜260の人の二・七倍となり、40％ががんで死亡しました。がん死亡率が最低であった280以上の人の五倍もが、がんで死亡したことになります。

このほか浜氏は総コレステロール値が二四〇〜二六〇の人が最長寿というデータや、八五歳以上の高齢者で一番長生きしたのはコレステロール値が高いグループだと指摘する。

◎コレステロールが高いことで得られるメリット

コレステロールが高いことで得られるメリットは、感染症やガンなどの免疫に関する病気にかかりにくいということである。あまりに高すぎれば当然動脈硬化のリスクは増す。そのバランスを取ることが大事であり、だからこそそのこの数字なのだ。

コレステロールを下げるのはよくないと主張する医師は数多い。前出の浜氏だけでなく、たとえば『日本人よコレステロールを恐れるな』（長谷川元治／主婦の友社）や『日本人はコレステロールで長生きする』（田中裕幸／PHP研究所）などの著書がある。そのことは、まだ日本にも少しだけ救いがあるという気持ちにさせる。

遺伝性であったり、極端にコレステロールが高い場合は、薬が必要である可能性はある。だが、そもそもコレステロールの薬はガンの発生率を増すほか、筋肉への影響などさまざまな副作用がある。それらをはかりにかけたうえでの投与でなくてはならない。

さらにいえば、かなり高いコレステロール値であっても真の栄養学に沿って食事を注意すれば、そのコレステロールは人並みにまで下がる。ここでの栄養学とは、もちろん現代医学による栄養学ではないことをご承知おきいただきたい。

◎高血圧「降圧剤」のウソ

血圧についてはどうか。これも多くの医師が血圧を下げることの弊害を訴えてきた。

以前は高血圧の基準は一六〇／九五であったが、現在の基準では一三〇／八五にまで引き下げられている。ここでもなぜ引き下げられたのか、その真の理由を考えねばならない。

ここでも浜六郎氏の『新版　のんではいけない薬』から一部抜粋、要約しよう。

①一九八〇年に日本で実施された国民栄養調査

降圧剤なしの人は、下が九〇～九九までの人で自立者（自分で身の回りのことができる人）の割合が最も高かった。また上が一八〇未満なら降圧剤の服用者のどの値の人よりも自立者の割合が高かった。
②一九九二年～一九九八年まで実施された比較試験
七〇歳以上の高齢者で血圧が一六〇～一七九ならば、降圧剤を使用しないほうがガンになった人は少なかった（脳卒中や心筋梗塞にかかる率に差はなかった）。
③一九九二年～一九九七年に欧米で実施された比較試験「HOT研究」
一三〇／八五未満でよかったのは、心筋梗塞にかかる人が減ったことだけで、下の血圧を八〇近くまで下げると、九〇未満を目標にして下げるよりも死亡率が高くなった。この一三〇／八五のとおりに下げようとすると、要治療者が増え、日本で年間一兆円の医療費が余分に必要になり、しかも数万人が余計に死亡する危険性があると推測できる。

　これらの数字は医学研究により示されたものだが、この医学研究をあてはめてみると、年間二五〇〇万人以上の降圧薬服用患者がいるとして、年間七万人が医学によって無駄に死亡している可能性があると浜氏は述べている。

　東海大学の元教授で日本総合検診医学会評議員でもあった大櫛陽一《おおぐしよういち》氏は、性別、年齢別の正常値を設定している。

　私はこの表をよく参考にさせてもらっているが、これでいうと血圧は一七〇くらいまで

私が参考にしている、大櫛陽一氏による「性別・年齢別の正常値」

検査項目	現在、正常とされている数値		30-34歳		35-39歳		40-44歳		45-49歳		50-54歳	
	数値		数値		数値		数値		数値		数値	
	男性	女性	男性	女性	男性	女性	男性	女性	男性	女性	男性	女性
収縮期血圧	90-130mm/Hg		93-145	80-131	92-144	78-134	90-148	79-138	90-150	82-142	90-155	85-151
拡張期血圧	89mm/Hg		53-89	48-80	54-92	49-82	54-95	48-86	53-99	49-90	55-101	49-94
総コレステロール	140-219mg/dl		127-250	123-235	135-258	131-239	139-265	137-246	142-267	141-261	144-269	154-280

検査項目	現在、正常とされている数値		55-59歳		60-64歳		65-69歳		70-74歳		75-79歳	
	数値		数値		数値		数値		数値		数値	
	男性	女性	男性	女性	男性	女性	男性	女性	男性	女性	男性	女性
収縮期血圧	90-130mm/Hg		88-161	78-159	92-164	88-159	98-165	91-164	99-168	97-165	102-167	100-166
拡張期血圧	89mm/Hg		56-102	50-97	57-101	52-97	58-100	54-97	57-99	54-96	55-95	55-95
総コレステロール	140-219mg/dl		144-269	161-286	143-267	163-283	143-265	162-281	140-263	159-277	137-258	150-278

ＯＫ、コレステロールも二六〇～二八〇くらいまでＯＫなのだ。これまで出してきた他氏のデータもそれを裏付けているといってよい。

代表的な降圧薬は、カルシウム拮抗薬《きっこうやく》とＡＲＢ（アンジオテンシンⅡ受容体拮抗薬）だが、これらの代表的な降圧薬がガンの発生率を増すことをご存知だろうか。

また、カルシウム拮抗薬が長期的には心不全を増やすこと、ＡＲＢが心不全に使われた場合も突然死が起きえることも、浜氏は指摘している。その他にも多くの医師が降圧薬の弊害について述べている。

これらの降圧薬は、明らかに血圧が高すぎて恒常性を逸脱しているものに限って使うべきであり、基本的に使えば使うほど体は悪くなっていく。

◎コレステロールだけが動脈硬化の要因ではない

では、人々がイメージする限りでの動脈硬化性疾患においてはどうであろうか。

じつは調べていくと、コレステロールだけが動脈硬化の要因でないことが浮かび上がってくる。というよりそれ以外の要素のほうが強い可能性がどんどん明らかになってくる。

たとえば、アメリカでは昔から塩素と粥状《じゅくじょう》動脈硬化《どうみゃくこうか》の関係が示唆《しさ》されていた。

塩素による水道水の殺菌は、米国では一九一二年、ニューヨーク州の市営水道で行われたのが最初である。結果として、それ以前に死にいたるほどの心臓病が存在しなかった地域に、そのころから心臓病による死者が出始めた。

アメリカのＪ・Ｍ・プライス博士は、「塩素が、アテローム性動脈硬化に起因する心臓発作や、脳血管障害の決定的な原因になっている」と警告を発している。

コレステロールは塩素の影響のもとに血管の表面に堆積されていく作用がある。心臓発作や脳卒中を防ぐために、ダイエットや適度な運動、禁煙はたしかに効果的だろうが、現代においてはそれだけで動脈硬化性疾患がなくなるわけではない。

◎糖化による動脈硬化への影響

また、「糖化」（体内でたんぱく質や脂質が糖と結びつくこと）についての弊害を説く人々もたくさんいる。

たとえば東北大学農学部教授の宮澤陽夫氏は、「糖がコレステロールに影響を与え、粥状動脈硬化を作り出す」という内容の論文を発表している。糖化が進むと、体内ではAGE（糖化最終生成物）が生成され、それが粥状動脈硬化を助長する。

そしてこれを防ぐための物質こそが、活性酸素を分解する酵素・SOD（スーパー・オキシド・ジスムターゼ）である。

しかし、このことについて、医学者はほとんどみんな知らないし、教科書にも載っていない。また飲料に多く含まれるフルクトース（果糖）は、ブドウ糖より一〇倍も糖化反応を起こしやすいことが示されている。

山田豊文氏は著書『「老けない体」は骨で決まる』（青春出版社）の中でシリカについて言及している。

シリカというのは二酸化ケイ素もしくはそこから誘導される物質の総称で、美容や健康に詳しい人には注目されているのだが、一般には知られていないようである。

シリカは、コラーゲンの再生を促す。また歯のエナメル質を固くすることで虫歯を予防する効果もあるそうだ。また、シリカはコレステロールが血管に付着することを防ぎ、動脈硬化を予防する効果がある。シリカは昆布やハマグリ、ゴマ、アスパラガス、玄米、大豆、ジャガイモなどに多く含まれている。さらにいえばシリカ以外にも、ビタミンFやバナジウムやセレンなどにも動脈硬化防止作用が期待される。

つまり、ここでいいたいのは多くのミネラルや栄養素に動脈硬化をもたらす作用、そして防ぐ可能性があるということだ。

◎天然の塩と、ニセモノの塩

ここまでは高血圧に関する基準の嘘と、降圧薬の嘘と危険性について述べてきたが、そもそもその前にも嘘が流布している。

その嘘こそ「塩の嘘」であり、つまり「高血圧＝塩の摂りすぎ」という大嘘のことだ。

実は現在、販売されている塩の大半は化学的に精製された「精製塩」であり、人間にとって必須なミネラル分（カリウム、カルシウム、マグネシウムなど）がほとんど取り除かれており、その結果、体内のミネラルバランスを狂わせる。

これが日本人の血圧を狂わせてしまっている元凶の一つだ。

逆に天然の塩は人体に必要なミネラルが多数含まれており、体に有益なだけでなく、血圧もコントロールする作用を持つ。いわゆる生体恒常性が保たれやすい。

日本では塩も良質のものが多かったが、第二次世界大戦後にその天然塩の販売を規制してしまった。ここでも第一部「10　支配者層とは何か」に戻ってみてほしい。


こう書くと、塩は一切血圧に関係ないかのように考えるかもしれない。しかし、たとえ天然の塩であってもあまりに摂りすぎれば害が出るのは当たり前である。

ここでは「高血圧＝塩の摂りすぎ」という構図における塩とは、いったい何を指しているかをいいたいだけである。高血圧と関係するのは「精製塩の塩化ナトリウム」である。

重要なのはまず精製塩を天然の塩に変えるだけで、今と同じ味付けにして、減塩食など気にしなくても、大きくバランスを崩さなければ、血圧は体が求める数値に近付くのだ。

私は自身だけでなく子どもの玄米食（催芽玄米）にもごま（天然）塩を振って味付けする。これは長崎原爆症の対策として施された有名な逸話があるからだが、子どもがおいしいというし、放射能への防御にもなるから実践している。真の天然塩には、そういう作用があることも知っていただきたい。

◎不整脈——ベンゾ系の薬やβ遮断薬は使うな

続いて、不整脈について考えてみよう。

不整脈は命にかかわるものもあれば、そうでないものもある。やはり心臓とは命の源でもあり、心臓にかかわる現代医学に関しては、そのすべてを否定することは難しい。

一番治療しなくてもよいといわれるものがいわゆる「期外収縮《きがいしゅうしゅく》」である。これは多くの心臓専門医であっても放置していることが多いだろうが、これを患者が心配するがゆえによく処方されている薬の代表が「向精神薬」である。

具体的にいえば、ベンゾジアゼピン系の安定剤だが、これを飲む（処方する）ことだけは本当にやめていただきたいと願う。ベンゾに代表される薬がどれだけ危険であるか。

睡眠薬などのベンゾ系は飲み続けると死亡率を著しく高めることも、アメリカの大規模研究で明らかになっている。ベンゾジアゼピン依存症も『アシュトンマニュアル』（イギリスのヘザー・アシュトン教授が記したベンゾジアゼピン離脱マニュアル。これも良いマニュアルとはいえないが）さえも知らない日本の医師たちは、まったくガラパゴス医師と呼ぶにふさわしい愚劣さだ。

また「期外収縮」もしくは「頻脈性不整脈《ひんみゃくせいふせいみゃく》」の場合、β遮断薬《ベータしゃだんやく》を使うことが心臓専門医の間では常識になっているが、これも本当にやめてほしい処方の筆頭である。β遮断薬は非常に有害な作用が多く、「心機能低下、低血圧、洞機能不全、房室ブロック、消化器症状、離脱症状、離脱症候群」などを起こすリスクが高い。

一方では、労作性狭心症《ろうさせいきょうしんしょう》患者の狭心症状予防、不整脈（心房細動、洞性頻脈、期外収縮時の心拍数低下）、心不全患者の心機能改善に対して用いられるとあるが、有害な作用と利用される作用が同じという構図は、精神薬や抗ガン剤などと同じなのだ。

たとえば、精神薬の添付文書には精神の安定をもたらすと書いてありながら、精神の不調や精神病をもたらすとも記載されている。

脂溶性のβ遮断薬は脳に移行し、中枢性の副作用（悪夢、インポテンツ、うつ病など）を起こすリスクが高いこと、離脱症候群があること自体も精神薬と同じである。

◎致死性の不整脈に現代医学的治療はやむを得ない

いわゆる致死性不整脈や、すぐ死にいたらなくても、死にいたるものを呼び込む不整脈の場合、現代医学的治療はやむを得ないかもしれない。

いわゆるジゴキシン、リドカイン、プロカインアミドなどの薬は、これらの死にいたる病気に使われるが、さまざまな検査によっても効果が証明されており、現代医学でも危険性が把握できる病気に適応される。これは私も認めるものである。

ただこれらを拡大解釈して余計な薬や別の心臓血管系の薬を足したりしてはならない。何よりも心臓専門医を名乗るのであれば、それがカテーテル処置にしろ他の処置にしろ、何の薬も飲まずに済む状態を最終的に作り出さなくてはならない。

やはり三つの輪に注意すれば、そもそもこうした不整脈にはなりにくい。

◎狭心症・うっ血性心不全・心筋梗塞――急性期の「毒を以て毒を制す」以外は有害

狭心症やうっ血性心不全や心筋梗塞の場合、もしなってしまったら現代医学的処置（いわゆるカテーテル処置や水分補正治療、利尿剤などの投与のこと）に一時的に頼るというのは、不整脈の場合と同様にあってしかるべきことである。

ただ、心不全におけるドーパミンや血管拡張薬の使用は、それが救急時であり一時的であるからこそ効果が出る。硝酸剤《しょうさんざい》は耐性がつくうえに、ドーパミンなどの劇薬はまさにそれそのものが毒であり、急性期の「毒を以て毒を制す」以外のときは有害だ。

また、ここでもなぜこうなってしまったかの原因（食事の内容、社会毒の影響、生活様式、運動、メンタルなど）を追及することが重要であり、それなしに半永久的に心臓の薬を飲み続けさせるという行為は、医学不要論の中ではありえないことである。

たとえば、抗血栓薬を二重三重に出しているケースはよく見かけるが、それがどれほどまでに出血性疾患のリスクを高めるか、医師も患者も把握しているのだろうか。

たとえば、殺鼠剤には、ワーファリンに代表されるクマリン系の抗血栓薬が使用されていることを知っているだろうか。もちろん濃度はネズミと人間で同じではないが、そのようなものにも使われているということだ。

◎低用量アスピリン投与の弊害

低用量アスピリン投与にしても同じである。確かに医学的研究では心血管疾患の予防においてアスピリン投与で優位差が出ているが、その一方で低用量であってもアスピリン服用による弊害は、その多くが見逃されているといってもよい。

アメリカではアスピリンの過剰消費（病気でもない人のアスピリン常用・サプリメント化）による消化器疾患の発生などが問題となっており、添付文書を見ても、過敏症（発疹・むくみ）、胃痛、吐き気、嘔吐、胃炎、消化管出血、めまい、頭痛、興奮、倦怠感、食欲不振、重いものとなれば、ショック、喘息発作、紅皮症《こうひしょう》（皮膚の激しい炎症）、中毒性表皮壊死症、皮膚粘膜眼症候群、再生不良性貧血などが記載されている。

これらをみてくるだけでも、最も命に関わりの深い循環器や動脈硬化に関係する領域でさえ、いかに無駄な薬、有害な薬があふれているかがわかるであろう。

【医学不要論・第二部②】

血圧の嘘、コレステロールの嘘、そして降圧薬や高コレステロール薬の嘘を知るべきである。それらはほとんどの場合で必要ない。

そして、命の源である心臓領域でさえ有害な薬のオンパレードであることを知り、命のために何が真に必要であるかを見直すことが重要である。

3　胃腸の病気とその薬

◎胃酸を抑えるPPIについて

ここでは病名としては慢性胃炎、胃潰瘍や十二指腸潰瘍をとりあげるので、腸の難病と呼ばれるものたち（潰瘍性大腸炎、クローン病その他）については、このあとの「6　免疫やアレルギーの病気とその薬」を参照していただきたい。

胃酸を中心として症状が出る病気の代表格が、胃炎、胃潰瘍、十二指腸潰瘍などの病気である。そしてこれらにまつわる薬というのはたくさんのものが販売されている。たとえば、ＰＰＩ（プロトンポンプインヒビター）、Ｈ2ブロッカー、制酸剤、粘膜防御剤などであり、細かくいえば他にも存在する。

これらのうち、特に前二者に潰瘍改善作用は間違いなく存在する。吐血を呈するような出血性疾患であっても、かなりの改善が見られるため、これらの薬を完全否定するということは難しい。だが医学不要論は弊害の観点から薬を見ることが基本であるから、これらの薬は安全なのかをもっと多くの人は知るべきであろう。

たとえば、ＰＰＩは非常に強力に胃酸を抑える一方で、公式添付文書をみると、軽いものだけでも、発疹、便秘、下痢、口渇、腹部膨満感、頭痛、眠気、発熱、女性化乳房、味覚異常、発疹などが報告されており、重いものとなると、汎血球《はんけっきゅう》減少・無顆粒球症・溶血性貧血・血小板減少・肝機能障害・皮膚粘膜眼症候群・間質性肺炎などが報告されている。

前出の浜六郎氏は免疫力の低下、骨粗鬆症の進行、不整脈の増加なども指摘している。

◎Ｈ２ブロッカーの副作用

ＰＰＩの前世代として使われていたＨ２ブロッカーはさらに副作用が多い。ヒスタミンＨ２受容体は人間の場合、胃壁の他、心筋などにも存在する。ヒスタミンＨ２受容体拮抗薬は心筋の受容体にも影響を与えるため、不整脈等の心臓の異常を起こすことがある。特に心臓病の患者が摂取することは禁忌とされる。ファモチジンを含む市販薬では死亡例も確認されている。

以下は最も有名なＨ２ブロッカーであるガスターの、公式添付文書に記載された代表的な副作用である。

便秘、発疹、眠気、頭痛、めまい、錯乱、うつ状態、幻覚、意識障害、不随意運動（振戦・眼振）、パーキンソニズム、不安感、無気力感、混乱、幻覚、けいれん、アナフィラキシー、蕁麻疹《じんましん》、手足のしびれ、白血球や血小板の減少、女性化乳房、乳汁分泌、帯下増加、月経不順、勃起障害など他にも多数。

特にヒスタミンは精神物質でもあるので、精神系作用が多いことに着目すべきである。

制酸剤や粘膜防御剤については、前二者ほどの強力な胃酸抑制作用はない。

ただ前二者にも共通することだが、これらの胃薬と呼ばれる物質は前二者に代表されるヒスタミンの問題だけでなく、胃薬としての根本的な問題があるのだ。

胃酸はただ食物を消化するだけでなく、強い酸性の要素により殺菌するという要素も兼ね備えている。つまり、胃酸を抑えれば抑えるほど細菌による別の病気を引き起こしかねない。これが一つ目の問題点。同様に胃酸を抑制することにより食物の消化が不十分になり、十分な栄養素を確保できなくなる。これが二つ目の問題点。つけ加えると、腸内細菌も人為的胃酸抑制によりバランスを崩すことになる。

さらにいうと胃薬の大半にはアルミニウムが入っている。アルミニウムについては第一部「8　社会毒とは何か」も参照されたし。以下にも述べる。

◎アルミニウムと脳の認知障害

アルミニウムイオンの摂取が「アルツハイマー型認知症」の原因のひとつであるという説があり、これについてはまだ確たる結論は出ていない。

一方、腎臓障害や末梢神経毒を呈することは脳内への影響よりも証明されている。それもあり、WHO（世界保健機構）では、成人体重五〇キログラムの人のアルミニウム一日許容摂取量を最高五〇ミリグラムと規定している。通常の一般の人の一日摂取量は人にもよるが数ミリグラム程度で、多くても一〇ミリグラムとか二〇ミリグラムという程度だ。

では、胃薬にはどれくらいのアルミニウムが含まれているのだろうか？　たとえば代表的なスクラルファートの添付文書を参考にすると、スクラルファートには一日量で四〇〇〜五〇〇ミリグラム近いアルミニウムが入っているのだ。他にも市販薬などでもアルミニウムが入っているものは枚挙にいとまがない。

このアルミニウム胃腸薬以外に、バファリンなどの解熱鎮痛薬にもアルミニウムは含有されている。詳しくは自分で調べてみてもらいたい。そして、なぜこんなに入っているかをそれぞれで考えていただきたい。

◎消化器ガンの手術について

ガンについてはまとめて後述するが、ここでは消化器ガンの手術について触れておく。

私とまったく同意見ではないのだけれど、非常に示唆に富む意見を紹介しよう。

『医者ができること、してはいけないこと』（小澤博樹／三五館）より、やや長くなるが、重要な箇所なのでそのまま引用する。

「ガンをはじめすべての病気は、人体の酸化現象としてとらえることができる。したがって、人体を構成する細胞一つひとつの酸化状態を改善しないかぎり、ガンは治らない。

にもかかわらず、現代医学は、手術で人体を切り開くことにより、内臓まで空気にさらして酸化させ、そのうえ、手術中には酸化力の強い麻酔剤の投与や輸血を行なう。

おまけに、手術のダメージからまだ覚めやらぬ患者の身体に、これまた酸化力の強い抗ガン剤や放射線を浴びせかける。これではまるで「酸化のフルコース」である。

抗ガン剤や放射線はともかく、輸血がなぜ身体を酸化させるかについては説明が必要かもしれない。

輸血用の保存血液には、あらかじめ放射線が照射されている。殺菌し、アレルギー反応を起こさせないようにするためである。それは、ジャガイモが芽を出さないように放射線を浴びせるのと同じだ。放射線の問題を差し引いても、保存血のパックにはもともと化学薬品が入れられている。血液の凝固を防ぐための薬品である。だから、純粋に血液だけを輸血するのではない。血とともに、さまざまな毒物を体内に入れる。（略）

ガン患者の体は、もともと酸化している。むしろ、酸化したがために発ガンしたのだといえる。それなのに、その患者さんに強い酸化作用を持つ抗ガン剤や放射線を浴びせかけるのだから、「毒の上塗り療法」としか言いようがない。（略）近藤（誠）氏は、ガンの手術や抗ガン剤がいかに無意味であるかを説いている。そこまではよいのだが、なぜか、ご自身の専門分野である放射線療法だけは効果があると主張されている。これは、おかしな話だ。ほんとうは三者ともダメなのである。

放射線療法は、身体を極度に酸化させる。たとえば、原爆で被爆することは、原理的には放射線療法と同じだ。そして、被爆された方々が白血病などでたくさん亡くなっていったのを見ても、放射線療法がいいなどとはいえないはずである」

これは非常に示唆に富む考え方である。ただ私はすべての病気が酸化によって説明でき

ると は思っていない。
医学不要論における根幹はやはり三つの輪であって、酸化やそれに対抗するSODはその要素の一つにすぎない。

◎「胃ろう」は見せかけの善意ではないのか?

「胃」にかんして、とくに一つだけ避けていただきたい治療がある。
それが、口から飲食できなくなった人に口以外から胃に栄養分を入れる人工的栄養補給法「胃ろう」だ。この胃ろうが価値をなすのは難病で食べられなくなった人(たとえばALS[筋萎縮性側索硬化症]など)に対して行なうときくらいしかない。
はっきり断言すれば、老人や脳疾患の後遺症などに用いられているものは、「延命栽培治療」と呼ぶにふさわしい。これは科学の問題だけでなく価値観の問題でもあるのだが、私は今まで老人たちに「胃ろうをやってほしいか」と聞いたときに、ただの一人たりともそれを望んだ人はいなかった。もちろん私もそんなものを望まない
しかし、医学者にとってはお構いなし、である。胃ろうはみせかけの善意という餡で包んだカネの誘惑でしかないのだ。

仮に一時的に胃ろうをすることによって、完全に治癒して病院に一切かからなくなるまでに回復するのなら、それも許容できる。しかし、ゼロとまではいわないが、ほとんどいないことは多くの医療関係者であれば皆知っていることだろう。

◎私はガンになったら、こうする

最後に、私がもし消化器ガンになったらどうするかを書いてこの項目を終える。

ガンには簡単にいって四つのステージがあるが、私は自分が仮に「ステージ1」なら手術はしないで保留する。これらはすぐに大きくなりはしないし、三つの輪に注意を払って、生き方を立て直せば、消えることも十分ある。

では、「ステージ2」と「3」ならどうするか？

おそらく私は自分が信じる外科医たちに手術を頼むだろう。これは私が医学不要論を唱えながら手術に小さい価値を見いだしている証であり、精神医学は一〇〇％否定しても、医学は九〇％しか否定していない証である。

実際、私は消化器医として、手術して完治し、一切の再発がなかった人をたくさん見てきた。酸化論を唱える小澤氏の文章も引用したが、酸化に関しては原発巣（このいい方もおかしいが）をとった後でもいくらでも補正が利く。

ただ、ここで注意してほしいのは、術前術後の抗ガン剤、放射線治療はもちろん行なわないし、さっさと退院してその後のフォロー薬も飲まない。

さて、では「ステージ4」（いわゆる末期ガン）ならどうするか？

これはもう答えが決まっている。安価で自分の身の丈に合った代替療法をするのみである。もしそれでダメなら死ねばいいことである。

私自身そう決めているからこそ、この医学不要論を書いたのだ。

【医学不要論・第二部③】

最も頻用される胃薬の危険性を知ることである。胃薬の価値など出血性潰瘍のときくらいにしかないのだ。難治性腸疾患については免疫に注意を払い、あらためて三つの輪を考慮せよ。胃ろう治療は栽培治療であることを肝に銘じる必要がある。

消化器系のガンに対しては現代医学三大治療の中身を改めて見直すべきである。そして調べつくした後に己の選択を決めるべきである。

4　肺の病気とその薬

◎人工呼吸器の延命措置について

呼吸器系の病気の代表といえば、まずは肺炎である。肺炎は古代から人間が死ぬ主たる病気の一つであった。そのことを思い起こせば、この肺炎に使われる抗生物質まで、すべてを否定することは医学不要論においてもあり得ない。

ただ、肺炎に限らず、安易な抗生物質の使用は問題であることはすでに述べた。

人工呼吸器の使い方については常に注意してほしい。これも多くの小説や映画でも扱われた題材だが、一度重症呼吸不全になってつないだ人工呼吸器は簡単に外せるものではなく、次に人工呼吸器を外すのは死ぬとき、つまり死ぬまで人工呼吸というケースは、内科医や外科医ならみな経験したことがあるものだ。

そのため慢性呼吸器疾患（肺気腫や間質性肺炎など）では、悪化時の人工呼吸器による延命措置を施すかどうか、家族などの経験者なら聞かれたことがあると思う。これは必ずつきつけられる問題なので、このような状態にある人々は対症療法の極みでもある人工呼吸器延命に対して、常に答えを用意しておかねばならない。

もちろん私自身は反対である。そして往々にして人工呼吸器を使う決断をしてしまうと、途中で家族として後悔することが多いことは知っておくべきであろう。

◎呼吸器の薬で危険なもの

呼吸器の薬として、最も有名な薬がテオフィリンだが、これはけいれん、てんかん、急性脳症、高血糖、低血糖などをきたし、しかも中毒になりやすい危険な薬である。

にもかかわらず、この薬は喘息や呼吸器疾患では、まるでご飯に必ずついてくる漬物のように、内服や点滴であらゆるところに使用されている。ただ、「テオフィリンが非常に重要でシャープに効く薬だ」などと思って投与している医師はほとんどいないだろう。シャープで劇的なだけならステロイド系の薬のほうがよほどましである。

つまり、この薬は意味がないのにとても怖い物質なのである。実際、テオフィリンに関しては、二〇〇五年に使用制限を勧告するガイドラインが作成され、ようやく啓蒙がなされてきた。しかし、現場ではまったく浸透していないといってよかろう。まさに呼吸器領域における不要な薬の代表格といえる。

浜六郎氏はテオフィリンだけでなく痰止めであるムコダインについても、使用後に著しく低血糖になり、けいれんや脳障害になる可能性を指摘している。

◎なぜ咳や痰が出るのか？

咳止めとして有名なのがコデイン系の薬である。このコデイン系はモルヒネに類似した麻薬系の薬であり、その依存性はヘロインやコカインには及ばないが、確実に依存性や禁断症状があり、さらにいえば中枢《ちゅうすう》神経《しんけい》抑制《よくせい》作用《さよう》（脳の働きを抑える作用）があるのだ。便秘や吐き気などが出ることもモルヒネと類似している。

それでも、そんなことはおかまいなしに内科や外科の外来では日常的に使われている。

そもそも人体にとってなぜ咳や痰が出るか、を考えたことがあるだろうか。

これらは病気だから出ているわけではなく、治すための体の反応として出ているのだ。

さらにいえば、仮に咳や痰がつらくてもそれで命を落とすことはほとんどない。それを止めるものを医学と呼ぶのなら最初から医学などあってもなくても同じだ。その対症療法を行ない続けることにより、さらに別の医原病を作っていくのがオチである。

じつは私の義父は間質性肺炎《かんしつせいはいえん》を長く患っていた。発病してから二五年近く維持し続けていたが、最後に呼吸不全で亡くなった。この義父の主治医をしていたのが呼吸器内科のある大家だったのだが、その方は義父に向かってこう明言していた。

「間質性肺炎は現代医学では治せないから、私は何も治療しない」

そして、実際何一つ薬を出さないで、経過観察だけを続けたのだ。

何一つ治療しないで本人の健康法に任せていたからこそ、難病といわれる間質性肺炎にもかかわらず二五年以上維持できたのではないかと推測している。

そして、最後に義父は人工呼吸器による延命を行なうこともなく、亡くなる直前にだけ麻酔薬による鎮静をして、ゆっくりと旅立った。私はその大家はまともなことをしたのだと今でも思っている。

◎ヘビースモーカーの肺気腫に健康保険が必要か

肺気腫《はいきしゅ》という病気もある。これはタバコの吸いすぎで起こることがほとんどで、近年は肺気腫、もしくは閉塞性肺疾患などという病名で、タバコの包装にも名前が載っている。

これの原因は基本的にタバコによる肺胞の変性が主であり、現代医学では治すことができない。しかし、私は肺気腫に関してはある意味、厳しい考え方を持ち合わせている。実際、勤務医時代は多くの医者が同じことをいっていたものだ。

タバコでこの病気になることはわかっているのに、そのタバコを吸って病気になった後に、さも被害者であるかのように無駄な対症療法を続け、しかもその診療費はかなり高額になる上に健康保険から支払われる、ということのバカさ加減である。

つまり、これは言い換えるなら、楽して儲けている利権構造者たちと、物質依存したい愚かな人間たちの需要と供給が一致した結果だ。

私にいわせれば、ヘビースモーカーの呼吸器病など、健康保険から切り離して自費診療にでもしていただきたいものだ。

◎自分で選んだことの責任は自分でとる

医学不要論の根幹は、自分で選んだことの責任は自分でとるということでもある。これはタバコだけでない。たとえば、私はタバコを吸わないものの、お酒はたしなむ。しかし、私自身、仮にお酒で体が悪くなったとすれば、それで病院に定期通いしたり薬をもらったり健康保険を使うなんて、恥ずかしくてとてもできない。なぜならお酒はタバコと同じように多くの病気になることが周知されているからだ。

もちろん因果関係が微妙なものもあるが、タバコであれば呼吸器疾患とか、アルコールであれば肝臓や膵臓の疾患とか、これほどわかりやすいものなら、自己責任の範疇《はんちゅう》であり、健康保険を使う必要はない。

肺ガンに対して語るときにもタバコを外すわけにはいかない。

しかし、医学界とタバコ産業は、昔から仲など悪くなかった。サミュエル・エプスタイン博士は次のように述べている。

「米国ガン協会の幹部役員達は、一定のタバコの害からガンを予防することに無関心だったわけではない。ところがそれを防ぐために必要な規制の制定に、協会は敵意むき出しとまではいわないが、少なくとも無関心だった」

当たり前である。タバコが規制されたらガンビジネスはそもそも衰退してしまう。

◎タバコについての大いなる誤解

実はタバコについては多くの人が誤解している。それは昔のタバコ、いわゆるインディアンたちが吸っていたようなタバコは、今ほどの大きな健康被害はなかったということである。この話にはユースタス・マリンズの『医療殺戮』より以下を引用しよう。

「ロンドンのチェスター・ビーティ研究所の研究員であるリチャード・パシー博士は、タバコの害を二〇年間研究したが、博士の研究では伝統的な空気乾燥したタバコと肺ガンのあいだには有意な関連性が見つからなかった。（略）博士が調査したところ、ソヴィエト連邦（現ロシア）、中国、台湾では、タバコが原因の肺ガン患者が見つからなかった」

この研究は個人の研究であり、私も完全に正しいとは思わない。しかし、現代のタバコと古代のタバコに重大な差があるのは事実だ。

はっきりいえば、現代のタバコは病気と依存を形成するように作られている。タバコ産業では口当たりを良くするためにタバコに砂糖を混入している。

ユースタス・マリンズによると英国のタバコには一七％、アメリカでは一〇％の砂糖が含まれているという。このデータは彼の執筆時のものなので今の数字や日本の数字ははっきりしないが、これら砂糖の混入や複数の発ガン物質の混入が、タバコを極悪非道な物質に変えた正体といえよう。そして、それらは意図されて行なわれたものである。

誰に？

もちろんタバコ産業の利権と、それによって生じる医学利権の両方を掌握している「彼ら」によってである。

【医学不要論・第二部④】

肺炎における抗生物質の使い方や人工呼吸器の使用には厳重に注意せよ。タバコにまつわる多くの肺疾患については、人類全体としてもっと対応を考えるべきである。咳や痰など肺がもたらす症状の真の意味を知り、根本を解決すべきであることはここでも変わりはない。

5　ガンとその薬

◎ガンビジネスの闇

ガンという病気の嘘とその治療のさらなる嘘は、船瀬俊介氏の『抗ガン剤で殺される』（花伝社）や近藤誠氏の『患者よ、がんと闘うな』（文春文庫）を見れば、はっきりいって事足りる。

ここでも少しだけガンビジネスの闇について斬り込んでいきたい。

たとえば、岡山大学付属病院のインターンの学生が調べてみると、八〇％がガンの三大療法（手術、抗ガン剤、放射線治療）で死んでいた。その発見を論文にしようとしたが、握りつぶされた。

・年間のガン利権は一五兆円（国防費の約三倍）
・抗ガン剤は〇・一グラムで七万円
・代表的抗ガン剤であるシクロホスファミドは毒ガス兵器であるマスタードガスと同義

などの話は船瀬俊介氏の著書を見れば、最初に出てくる内容だ。これらは決して本質的に間違っていない。ツッコミを入れるなら、シクロホスファミドは正確にはマスタードガスと同じ成分ではない。しかし、確かに類似物質でありマスタードガス由来であり、サリンと認知症薬の関係に近しいといえる。それを聞いただけで私は抗ガン剤などを使いたいと思わなくなるが、そもそも私自身とて開業以前は抗ガン剤を用い、数々の十字架を背負ってきたことはまずもって糾弾されねばなるまい。

船瀬俊介氏は厚生労働省と次のようなやりとりがあったことを明かしている。

「厚生労働省にガンの専門技官というのがいるんです。技官というのは医師免許を持ってるんです。そこに聞いたんですよ。『ズバリ聞きます、抗ガン剤はガンを治せるんですか？』と。そしたら『抗ガン剤がガンを治せないのは常識ですよ』とはっきり言いました」

大学教授でもあった立花隆氏は自著の中で抗ガン剤についてこう振り返っている。

（略）僕自身ががんになって、「患者の立場から語ってくれ」と、がん関係のシンポジウムに招かれたときのことです。それは朝日新聞の主催で開かれた、一般市民向けの大きなシンポジウムでした。僕以外の演者はすべて、大学や大学病院、がんセンターなどのそうそうたるがんの有名臨床医たちでした。昼休みだったと思いますが、控え室でみなが雑談的にいろんな話をしているときのことです。いつのまにか話題が抗がん剤の話になっていきました。抗がん剤がどれほど効かないかという話を一人がしだすとみんな具体的な抗がん剤の名前を出して、次から次にそれがどれほど効かないかを競争のように話しはじめました。「結局、抗がん剤で治るなんて、実際にはありやせんのですよ」と、議論をまとめるように大御所の先生がいうと、みなその通りという表情でうなずきました。僕はそれまで、効く抗がん剤が少しはあるだろうと思っていたので、「えー、そうなんですか？　それじゃ『患者よ、がんと闘うな』で近藤誠さんがいっていたことが正しかったということになるじゃありませんか」といいました。すると、大御所の先生があっさり、「そうですよ。そんなことみんな知ってますよ」といいました。（立花隆『がん　生と死の謎に挑む』文春文庫）

これが抗ガン剤の真実である。医学者たちは確信犯でそれを行なっているのだ。

◎なぜ「彼ら」は抗ガン剤の効果を布教しつづけるのか

一九八五年、アメリカ国立ガン研究所のデヴィタ所長は、「ガンの化学療法は無力。ガン細胞は反抗ガン遺伝子（ＡＤＧ）を変化させ、抗ガン剤毒性にすぐに耐性を獲得する」と議会証言を行なっている。抗ガン剤により一時的にガン細胞が縮小したとしても、その後さらにガン細胞は凶暴化し、悪性化して、増殖を開始する。

また、「抗ガン剤の多投与グループほど短命」というのは、アメリカ東部の二〇の大学、医療機関が参加した、最大級の抗ガン剤効能判定研究の結論だ（東海岸リポートより）。

少し昔の話だが、カリフォルニア大学のハーディン・ジェームズ教授は、一九六九年にアメリカガン学会で専門委員会に向かって演説した。その内容を記載しよう。

「典型的な種類のガンでは、治療を拒否した患者の平均余命は一二年六カ月である。しかし外科手術その他の治療を受けた患者は、平均すると、その後三年しか生きていない」

ハーディン教授が生きていた時代はまだ拡大手術が主流であり、手術による悪化も多かったと推測される。ただ私の推測では、昔よりも差は広がったのではないかと推測する。

ではなぜ、抗ガン剤は猛烈な発ガン剤物質であることは公式添付文書にも書いてあるにもかかわらず、日本でも抗ガン剤を勧め、かつ抗ガン剤に効果があるようにのたまうのか。
その大きな理由はカネであるが、ここでも「彼ら」の思惑を忘れてはならない。

◎分子標的剤は洗脳化の「流行り」である

近年の抗ガン剤の「流行り」が分子標的剤《ぶんしひょうてきざい》である。細胞の増殖や転移などに関わるガン細胞特有の分子を標的とする薬である。

さて、この非常にお高い分子標的剤とやらで、いったい何人がガンから治癒したのであろう。少なくとも私の知る狭い世界の中ではまったく聞いたことがない。仮に効果があったとしても、現在の医学論文でさえ、かすかな延命が主という程度だと示す。

そもそも抗ガン剤研究の論文などはねつ造が主体であることも忘れてはならない。ここでいうねつ造というのは一般の人にはほとんど見抜くことができないレベルである。

たとえば、ある抗ガン剤を使って、ガンが検査上、半分に縮小したとする。一般の人はその薬は効く薬だと誤解するだろうし、論文でも効く薬だと書かれるのだ。しかし、その後、ガンは前の倍の速さで増殖し、その後どんな抗ガン剤も効かなくなる。結果的にどうなるかというと、何もしなかった人よりも抗ガン剤を使った人のほうが早く死ぬ。

おかしいではないか？　と良心的な一般の人は思うはずだ。抗ガン剤を使ったほうが早く死ぬのなら、なぜその薬が認可されるのだと。

しかし、その質問をすること自体が、自分がカモだということにまだ気づいていないのだ。基本的に政府の認可というものは、ガンが一時的に小さくなったということが証明されれば通るわけで、結果として早く死のうが遅く死のうが知ったことではない。

そして、日本の医師ほど洗脳されやすいバカはいない。

まあ、自己を全否定することになるので、認めたくないのも当然だろう。読者の方だって、自分の存在や覚えてきたものを全否定するのは難しいだろうから。

◎ガンの代替療法で効果が出たケースには……

現代医学でガンを治せないのなら、ガンにかかったとき、どうするか。そこで登場するのが、代替療法である。ガンにおける代替療法を具体的に述べれば、免疫学主体のもの、栄養学主体のもの、千島学説を用いたもの、ＡＷＧ照射、丸山ワクチンなどがある。

私はこれらを直接学んで実行しているわけではなく、また積極的に推奨したいわけでもない。ただ、ここでいいたいのはこのような代替療法的な方法があり、それを自らや家族が調べれば、現代医学に頼るよりも活路は開けるかもしれないということである。

ただ、注意してほしいのは「値段」である。あらゆる代替療法について、かかる値段はガンビジネスほどにピンキリであるものはない。

はっきりいって金をかければいいというものではなく、皆さんの月給以上に値段がかかるような方法なら、それにはむしろ期待しないほうがいい。

こういいきれるのは、安い代替療法で末期ガンを克服した人を、多数知っているからだ。たとえば、現代医学の先進病院がステージ4と診断した末期ガン患者が、陶板浴による免疫賦活と温熱療法によってガンが消えたというケースを私は知っている。

当然、絶対の医療、どんな病気でも治る医療なんて存在しないのも確かである。私は、代替療法をしたがよくならなかったという人の話も聞いてきた。代替療法自体はそれが医原病を起こすわけでなく、その点、現代医学と大きな違いがあるが、代替療法が効いた人の多くはそれが効いたというより、医原病から抜け出したという側面が大きい。

現代のガンにおいて、根治する状態とそうでない状態、体に負担がある治療をするべき人とそうでない人がいるのは当然である。

安い代替療法でも大いに延命や治癒ができている人々がいて、そうした人たちはある意味での「悟り」を開いているということだ。この悟りがプラセボ効果的な意味を持ってガンの治癒に貢献してくれる可能性も忘れてはならない。

モチベーションやいろんなことが関係してくるのは、人体である以上当然なのである。

◎放射線治療について

放射線治療についてはどうだろうか。いわゆる従来型の放射線治療については、私は一切の価値がないと断言する。

単純に従来型の放射線治療は治癒率が圧倒的に低く、それは現代医学の放射線科医でさえも認めるところであろう。わざわざ苦しんでこんなもの受けるくらいなら、代替療法していたほうがよほどましであり、治癒率も高かろう（もちろん比較したデータはこの世に存在しない）というのが正直な感想だ。

では、最近流行りである重粒子線治療、陽子線治療などと呼ばれる放射線治療はどうだろう。

放射線医学総合研究所（放医研）の論文データなど見ても、確かにこれは従来型のX線治療よりはるかに高確率で治癒をもたらす方法である。これは現代医学の数少ない功績として認めないわけにはいかない。

　では私自身はこの治療法を選択するだろうか。答えはおわかりだろうが、もちろん「NO」だ。そしてその理由は高額であることと放射能の弊害を心配するからだ。

　一方、抗ガン剤でガンが消えてしまう人だって、ごく少ないけれどいることも確かなのである。また、普通の医者ならステージ2やステージ3のガンで、手術して一切再発がなく元気な患者を多数知っているはずである。私はこの点において、現代医学によるガン治療のすべてを否定はしない。特に手術は二〇年前と比べてもかなり進歩した。もちろんまだまだ野蛮な手法だが……。皆さんは自分がガンになったとき、そのガンのレベルに応じてどう対処するかということを判断しなければならない。

◎「治療しなければガンは痛くない」の真偽

　ここでもう一冊、有名な著書を紹介しよう。中村仁一氏のベストセラー『大往生したけりゃ医療とかかわるな』（幻冬舎新書）である。内容は大筋間違っていないと私も思う。

　現役医師である著者の持論は、「死ぬのはガンに限る」。著者は実際に最後まで点滴注射も酸素吸入もいっさいしない数百例の「自然死」を見届けてきた。治療しなければガンは痛くないという。私は治療しなかったガンでも痛かったという話は聞いたことがあるし、抗ガン剤をしなくても痛みがあることもあるし、全部痛くないとは思わないが、この考えは非常に示唆に富むものである。

中村氏がいうように現代医学を治療として用いないほうが、痛みも少なく大往生できるという点では決して間違っていないと思う。ただ私が代替療法を考えてもよいという理由は、仮にガンが治らなくても楽に死ねる、無理のない治療で寿命が延びる、もしかしたらガンが消えるかもしれない、その可能性にかけてもよいと思うからだ。

世界中のガン治療は「細胞病理説《さいぼうびょうりせつ》」を基本としている。それは病理学者・ウィルヒョウの「ガン細胞は患者が亡くなるまで無限増殖する」という考えだ。

では、どうして現実にガン細胞が消えた人たちがいるのだろう。つまり、そもそものウィルヒョウ説そのものが間違いだろうということだ。

人体の中では、毎日ガン細胞は最低五〇〇〇個は自然に生まれているといわれている。それらがすぐにガンとして増殖しないのは免疫やホメオスターシスが働く結果である。

これについては普通の現代医学者であっても異論は少なかろう。

生命の輪、社会毒、排毒、自然治癒力などを考えれば、現代医学の全排除的な理論よりも治る確率は高い。

人はなぜガンになるのか。これは結局、不必要な社会毒に晒《さら》されていることが主因である。第一部でも述べたが、野生動物でも特定の民族でも、ガンになる人は少なかった。実際、末期ガンの人が治る過程を聴取すると、体内の「社会毒」を解毒する過程をたどり、免疫を活性化することによって末期ガンから生還しているというケースが多い。

ガン細胞が猛烈に臭いのもこのように考えたら必然なのかもしれない。

ガン細胞が社会毒のたまり場であるからこそ発症することは、真の医学研究の歴史を追えば、かなり前からわかっていることなのに、隠蔽しようとする人々がいるのである。

それが「彼ら」であり、「彼ら」以前にガンビジネスで利権を稼いでいる医療関係者たちである。

【医学不要論・第二部⑤】

ガンとガンの治療に関しては、既存のほとんどの概念、治療方法が嘘であることに、あなたが気づけるかどうかである。ガンで死ぬ人と末期ガンでも助かる人、この最大の差は調査力の差であり、疑う力の差である。私は手術については完全否定していないが、いずれあらゆる手術自体も時代遅れの産物として認識されるようになるだろう。

6　免疫やアレルギーの病気とその薬

◎原因不明の自己免疫疾患への対症療法は新たな医原病しか生まない

自己免疫疾患という病名がある。

慢性関節リウマチ、SLE（全身性エリテマトーデス）、皮膚筋炎などの膠原病といわれるものが代表的だが、たとえば消化器疾患の潰瘍性大腸炎やクローン病なども自己免疫疾患の一種として扱われることもある。ギランバレー症候群、重症筋無力症、原発性胆《げんぱっせいたん》汁性肝硬変《じゅうせいかんこうへん》、原発性硬化性胆管炎、自己免疫性肝炎、自己免疫性膵炎《すいえん》、急性進行性糸球《しきゅう》体腎炎《たいじんえん》、特発性血小板減少性紫斑病《しはんびょう》、バセドウ病、橋本病、天疱瘡《てんぽうそう》、血管炎症候群などあげればきりがないが、ここではこれらを個別としては扱わない。

これらは病気ではないという大きな理由はすでに第一部で述べた。

これは精神医学における精神疾患の考え方に類似する。その症状や病態は存在していないわけではない。ただそれらは常に真の原因は不明であり、現代医学は何の解決ももたらさないということである。

確かにこれらの自己免疫疾患の中には致死性の重篤な状態も含まれている。医学不要論を出すと、「その人を見捨てろというのか」という批判をする人も少なくないだろう。

ここではそういうことをいっているのではない。仮に対症療法であったとしても、いわゆる致死性の状態に対して、一時的にステロイドを含めた対症療法をすることはありえてもよいと思う。

しかし、それはやはり根本的な治癒には一切結びつかないことと、繰り返すが真に致死性であるかどうかを考慮することが不可欠である。

◎自己免疫疾患と呼ばれる人々が治癒に至らない理由

ここでは致死的な場面において使う非常に毒性の強い薬、たとえばステロイド剤や免疫抑制剤については詳しく扱わない。ただ、ごく単純にいっても、これらの薬は感染症、ガン、糖尿病、骨粗鬆症、胃腸障害、腎障害などさまざまな悪影響をきたすことが考えられる。またステロイド依存はだれもが耳にしたことがあるであろう。

あらゆる難病や自己免疫疾患と呼ばれる人々が、根本的な治癒に至らない。

ここでもすべての人が、私が提唱する考えや代替療法でよくなるなどとはいわない。ただ今までとは違うアプローチが、今後の真に価値ある医学においては必要不可欠である。

◎死者を増やしたのはウイルスか、アスピリンか

自己免疫疾患を説明するとき、自己細胞を攻撃するというのがその定義の根幹だが、ではなぜ自己の細胞を攻撃するのか、人々は考えたことがあるだろうか。さらにいえば、全身性に自己免疫疾患が広がる場合と、局所にとどまることの差は何なのか。

一つは、「サイトカインストーム」（異物に対する免疫反応としてのサイトカインの過剰産生で悪寒、悪心、倦怠感、頭痛、発熱などが急激に起き、ときに死に至る）と呼ばれる状況により説明できる。サイトカインとは免疫を担当する細胞が分泌し、他の細胞に影響を与える物質の総称である。

このようなサイトカインストームの状態は、必ずしも感染症だけに起こるとは限らない。人体にとって異物とはウイルスや菌だけとは限らないからである。

サイトカインストームをとらえるときに、最近のものだと新型インフルエンザ、古いも

のだとスペイン風邪などが例としてあげられる。スペイン風邪が流行した一九一八年ごろは、アメリカはホメオパシーが盛んで、一時は、二二のホメオパシー医科大学、一〇〇以上のホメオパシー病院、一〇〇〇を超すホメオパシー薬局が存在していた。

スペイン風邪のアメリカでの死亡率は以下のとおりだ。

二万六〇〇〇人がホメオパシー療法を受けており、そのうち死亡したのは二七三人であった（死亡率一・一％）。これに対し、現代医学の治療を受けた人が二万四〇〇〇人で、うち死んだ人が六七六八人（死亡率二八・二％）。

(Dewey, W.A., Journal of American Institute of Homeopathy, May 1921, p.1038-1043)

ケタが違うといってよい。もちろんこの数字はホメオパシー側が算出した数字であり、ホメオパシーびいきの数字である可能性もある。しかしそれを差し引いても称賛に値する。

現代医学系の病院ではアスピリンを飲んで熱を下げようとした人の多くが死んでいる。これは当然のことである。

発熱するというのは防御機能でありウイルスを殺すための作業だ。これを邪魔するのだから死亡者が増えても何の不思議はない。これが狂いだすとサイトカインストームを導くことになりかねないわけだ。

浜六郎氏は多くの著書でアスピリンの危険性を指摘しているが、このスペイン風邪についても言及している。彼は「死亡の八五~九七%がアスピリンのせいであったと推計できる」と結論しているが、この数字の正確さはさておき総論として間違っているとは思わない。このスペイン風邪と呼ばれる感染症は、比較的毒性の強い感染症ではあったが……。

◎自己免疫疾患は何に反応しているのか?

ではなぜサイトカインストームに至るのか、という点に関して多くの人が誤解している。これの原因がアロパシー医学であり対症療法であることはこれまでにも詳しく述べてきた。

では、自己免疫疾患がサイトカインストームになったり、そもそも自己細胞を攻撃する理由を、スペイン風邪によるアスピリンを例にとって、一般の人にもわかりやすい表現で説明してみよう。

アスピリンで自己の免疫や発熱を下げてしまった結果、体はウイルスを殺すために「まずい、免疫が落ちている!」と判断して、強制的に免疫力や免疫物質の量を上昇させる。それにより免疫異常亢進状態が作り出されてしまう。これは感染症の話だが、では自己免疫疾患はいったい何に対して反応しているのだろうか。

わからない。それは私にも今のところわからない、というより完全な根拠がない。

しかし、私は確信を持ってこう考えている。

それらは社会毒によってもたらされた免疫異常亢進であり、さらにいえば三つの輪の喪失により、栄養素の不均衡によって生じた免疫不均衡でもある、ということだ。

この論理に則せば、現代社会の中でこれらの病態が増え続けて、しかも治癒しないという現実を生み出してきたことが証明できる。さらにいえば、多くの代替療法者が本質的な治癒を生み出していることも証明できる。

結局、難病、ガン、自己免疫疾患など、現代において急増している病気たちは土壌がすべて同じであると私は考えているのだ。

それらがどんな病態でありどんな症状であろうとも、この理論に則って考えれば、やるべき治療はほとんど同じになる。それはつまり、

・社会毒の排毒
・栄養素の補給（生命の輪の尊重）

・体力、免疫力などの強靭化（三つの輪を考慮し鍛えるということ）

によってこそ本質的な治癒に至る可能性が高まるということだ。
これらが確実に治癒にもたらすということではない。現代医学よりはよほどましなレベル、ましな確率で治癒をもたらすかもしれない。あくまで「かもしれない」だ。

【医学不要論・第二部⑥】

自己免疫疾患という嘘を見抜けるかどうかが医学不要論における重要な要素である。その状態は確かに存在するが、何に対して免疫反応しているかの裏の裏を考える必要がある。
そして現代において自己免疫疾患が治癒したという人たちと、ずっと病院通いして薬を飲んでいる人たちの、いったい何が違うのかを見つめ直すことが肝要である。

7　血液の病気とその薬

◎圧倒的に治癒率が低い白血病

私は医学不要論を唱えているが、白血病に関しては最後まで悩んでいた。つまり、白血病に対して化学療法（抗ガン剤等）をすることへの是非である。

私が勤務医として最初に勤務した病院には、血液内科の患者がたくさんいた。もちろん、そこでは普通の抗ガン剤治療をしていたが、当然ながら、寛解《かんかい》（ガンが縮小するなど、快方に向かうこと）に到達しない人も多かったし、仮に寛解に入ってもまた再発するということを、何度となく見てきた。

私はもともと消化器内科医（胃腸科医）だったので、消化器固形ガンについて抗ガン剤が効かないのはよくわかるのだが、白血病は他の方法でよくなる可能性はあるのか、という点で最後まで洗脳が消えなかった。今でも自分がはっきり正しいとはいえない中にいる。

抗ガン剤の構造と世界構造の背景を知れば、たとえ白血病であっても、人間の自然治癒力に頼ったほうがはるかに治癒する確率は高いということになるのだが、そのためにはガンに対する考え方を変えていかねばならないと思われる。

ここでも一つの著書を紹介しよう。『がんの盲点　白血病はがんではない』（大沼四廊／創英社）である。この題名を見ても、「？」でしかないかもしれないが、このような発想さえ持つことができれば難治といわれる白血病でさえ、治る可能性が高まるのだ。

◎輸血を検証する

もう一つ大利権が絡んだ血液医学治療と称するものがある。

それこそが「輸血」だ。この問題はもっと深く取り上げられねばならない。

輸血拒否といえばエホバの証人が有名だが、もし彼らのいうことが科学的にも正しかったとすれば人々はどう思うだろうか。これは決してオカルトな話ではない。

私は知人の救急専門医にこのことを聞いてみたことがある。彼は輸血全否定とまではいかなかったが、現行の厚生労働省などが策定した輸血マニュアルの通りにしても、失血している救急患者はむしろ悪くなることを教えてくれた。

救急の世界できちんと勉強したものであれば、救急時は血が薄いほうが人体への弊害が少なく、蘇生率や治癒率が高いというのだ。そしてその輸血すべきかどうかの境目は永遠の議題だが、現行の輸血すべき基準はゆるすぎてお話にならないというのだ。

私はこの話を最初信じられなかったが、次第に真実に近いことがわかってきた。血液に関することとなると、どうしても千島学説が出てきてしまうが、その学説を紹介する一冊の本からここでは要約して紹介しよう。

『間違いだらけの医者たち』（忰山紀一《かせやまきいち》／徳間書店）である。

同書によると、純粋に医学的な見地から判断し、輸血を避けて代用液を使用して成功している例が、外国では多数報告されているという。ベーリー博士は、「出血による赤血球の激減は、生命をおびやかすものではなく、代用液のほうが血しょうや血液そのものの輸血より実際に有効である」と述べる。

A・J・シャドマン博士は、「私は二万例以上の外科手術を行なってきたが、輸血をほどこしたことは一度もない。私は普通の食塩水を多く飲ませただけである。そのほうがいっそう良く、また安全である。血を失ったどんな症例にもこれを使ってきたが、死亡例は一つもなかった。チョークのように血の気が失せ、石のように冷たくなっても患者は生きのびてきた」と報告している。

このように輸血を代用液にかえて成功した例はいくらでもある。なのに危険きわまりない輸血が、当たり前のように行なわれている。それは二リットルの血液を失えば、二リットルの血液を補充しなければならないという、間違った機械的な医学を信じているからである、と同書において、恈山氏は述べている。

一九七一年のアメリカの報告によると「輸血によって血清肝炎にかかるものが年間三万人、そのうち三〇〇〇人ほどが死亡。潜在性のものを含めると年間一〇万人が輸血による血清肝炎にかかっているものと推定される」。

◎輸血は害が多い間違った医学ではないだろうか

「多くの患者にとって、輸血は益となるより害となる可能性がある」との研究結果が、二〇〇七年一〇月八日発行の米科学アカデミー紀要（PNAS）に発表された。研究を発表したのは、ノースカロライナ州デューク大学医療センター。

研究によると、輸血が害となるのは、保存血中の窒素酸化物《ちっそさんかぶつ》が採血後三時間以内に失われてしまうことが原因だという。同大学のジョナサン・スタムラー教授は「輸血が患者にとって有害となる可能性があるという問題は、米医療界が直面する最大の問題の一つだ」

と指摘する。近年の研究で、輸血を受けた患者の心臓発作、心不全、脳卒中などの発生率が高く、死に至る場合もあることがわかっていたが、その理由を特定したのはこの研究が初めてだ。

また、「輸血は、患者ではなく、医師に左右される」と、医学誌の「アクタ・アネステシオロギカ・ベルギカ」は述べている。

「心臓、血管、産婦人科、整形外科、泌尿器科の大手術は、血液や血液製剤を用いることなく成功裏に行なえる」と、D・H・W・ウォン医師は「カナディアン麻酔ジャーナル」(Canadian Journal of Anaesthesia) で述べている。

無輸血手術の利点の一つは、より質の高い医療が促進されるということだ。「出血を防ぐうえで最も重要なのは外科医の技術である」と、オハイオ州クリーブランドの外科主任ベンジャミン・J・ライクスタイン博士は述べている。

無輸血手術のほうが、速く、清潔で、安価で、術後の治療費を節約し、治療期間を短縮できる例が多い場合があるというのだ。こうした点は、世界中で現在一八〇ほどの病院が無輸血治療の専門プログラムを導入している理由のほんの一部にすぎない。その一例は、心臓血管外科医のデントン・クーリーである。クーリーが率いるチームは二七年間で六六三人のエホバの証人に無輸血の開心術を行なった。その結果、輸血なしで心臓手術を成功裏に行なえることを証明した。

また日本でも八木田旭邦医師などが輸血について批判している。彼らは臨床や実験などで輸血血液の有害性や発ガン性や生存率の低さなどを啓蒙している。

◎血液利権はおいしいカネのなる木

ここまでで示した輸血に関する諸々の研究について、私はそのほとんどの点に賛同する。ただ私はいまだ、失血著しい人々に対して一切の輸血が必要でないかの結論は出せない。つまりたとえば通常の人体の一〇分の一以上の血液が喪失されたときに、古代の人は皆死んでいたはずである。それを現代医学は助けることができるのかという問いに対して、本当は進歩の証を見せねばならない。

現行の基準では慢性疾患であってもヘモグロビン濃度6とか7の低めの濃度であれば、輸血する医師がいるが、これはただ厚生労働省の基準に従っているだけであって、自分がどれだけ危険な行為をしているかに気づいていない。

たとえば末期ガンであれば輸血など何の意味もないことに多くの医師が気づいているが、

それでも平気で輸血する医師たちはあとを絶たないのだ。これは中村仁一氏が述べるように、確実に末期ガン患者のＱＯＬを悪化させることだろう。下手するとその輸血そのものによって苦痛を生み出し、死にかねない。

このように危険性が海外で取り沙汰されているのに、日赤の輸血製品の副作用発現率はすべての記載が〇・一％未満である。そんなわけはない、これはもう調べていないか確信犯かのどちらかでしかない。

血液利権はそれほどまでに危険でおいしいカネのなる木であることを、人々は気づかねばならない。

献血したいという人々の善意はただ食い物にされているだけであり、実は輸血している人々も何も知らないまま医原病に加担しているという事実を知らねばならないのだ。

【医学不要論・第二部⑦】

たとえ血液のガンであっても医学不要論では抗ガン剤治療はすすめない。
また輸血治療に関して注意せよ。医学がいう輸血の安全性はすべて嘘といって過言ではない。輸血に関する本当の危険性を考慮したうえで、輸血をするのかどうかを決定することが重要である。

8　感染症とその薬

◎厚労省のいい加減さを物語る、タミフルの危険性

感染症の話は大きく三つに分けられる。一つは抗生物質や抗ウイルス剤の話。一つは風邪薬や感冒薬の話。そしてもう一つはワクチンに関してである。

抗生物質の功罪についてはすでに第一部「5　薬の正体」で述べた。抗ウイルス剤でいえば、代表例としてタミフルがあげられる。この薬ほど日本が在庫処分場となり、子どもに被害著しい薬はなかなかない。この薬は、まさに小児科業界と巨大製薬会社にとってカネのなる木なのだ。

タミフルの危険性は浜六郎氏を中心に、特に精神症状について訴えられ続けてきたが、それらを無視して、厚生労働省は「精神・神経症状」について、「因果関係は明確ではない」としながらも、医薬関係者に注意喚起を図る観点から、平成一六年五月、添付文書の「重大な副作用」欄に「精神・神経症状（意識障害、異常行動、譫妄《せんもう》、幻覚、妄想、けいい

れん等）があらわれることがあるので、異常が認められた場合には投与を中止し、観察を十分に行い、症状に応じて適切な処置を行うこと」と追記した。これだけでも厚生労働省のいい加減さが知れるというものだ。

浜氏はコクラン・ライブラリー（イギリスにおける科学的研究のいわゆる情報図書館）の研究や厚生労働省研究班の資料を分析し、タミフルは効果がないだけでなく、予防効果もないといい、重症化防止作用も否定している。

海外では、タミフルにインフルエンザ対策として効果がないとして、専門家が製造元に対する訴訟を要求するにまで至っている。

◎全世界のタミフル処方件数中、日本が七五％

海外では、子どものインフルエンザに対して重篤な場合を除き、投薬しない親も多い。タミフルの全世界の処方件数のうち、日本が七五％を占めるというデータもある。

連日のように「インフルエンザが大流行」「インフルエンザで死亡」などというニュースが流されるが、こんなに報道が必要なほど重大なのだろうか。インフルエンザが所詮は風邪と同じであることは、多くの医学者が認めることだろう。

二〇〇七年六月一六日、厚生労働省はタミフルについて次のような発表を行なっている。「日本でタミフル販売が行なわれて以来、一三七七人の害反応の報告を受けた。そのうち五六七人は重篤な精神神経症候、二一一人は異常行動を伴っていた。さらにタミフル服用後の副作用死亡数は七一人であった」

これらの数字を判断したうえで、厚生労働省はタミフルとの因果関係を否定している。

そもそも今の医学者に薬の副作用を見抜いたりするような人間は多くないはずだ。

タミフルなど使わなくてもウイルス性疾患は滋養、休息、発熱、排毒で大半はよくなっていく。もちろんすべての人が良くなるわけではないが、タミフルは役立たない。

◎風邪の治りを悪くする解熱鎮痛薬

解熱鎮痛薬は、重要な医原病薬である。この薬を使う意味はほとんどない。

「鎮痛剤中毒」という有名な言葉があるくらい常習性があり、飲むほどに痛くなることがままある。感染症においては解熱作用もあるので免疫力も低下させる。

人が発熱するのは、免疫を発揮してウイルスや菌を殺すためであるという原点を忘れてはならない。

これは市販の感冒薬も同じである。解熱鎮痛薬に近いが、別成分が入っていることもあるのでさらに治癒を妨げる。解熱成分だけでなく他の成分（咳止め成分など）も、風邪の治りを悪くし、最悪サイトカインストームを引き起こし、感染死を引き起こすことさえありえる。

解熱鎮痛薬について非常に有名な動物実験の話がある。浜氏も『新版　のんではいけない薬』の中で述べているが、動物実験で細菌やウイルスに感染させた場合、何も飲まなければ死亡率は九・三％であったが、解熱鎮痛薬を使った場合、四五・八％まで死亡率は上昇した。つまり、熱があるからとすぐに下げるということは、いいことをやっているふりをして実は体への虐待に近いのだ。

◎ワクチンの危険性を医学者や製薬業界は決して認めない

感染症の問題で、私がワクチンを重視するのには大きく四つの理由がある。

まず最も重要なことはワクチンは効かないということだ。これは多くの研究により証明されているが、当然ながら、医学者や製薬業界たちは決して認めはしない。それを認めれば飯のタネが一つ減ってしまうではないか。

二つ目は、判断さえできない子どもに対して実行されるという点だ。大人は自分で調べて自分で決断するのが基本であり、自分で決断して使う人々に私は興味ないが……。

三つ目は、ワクチンの中に入っている物質が危険であるということだ。

最後の理由は、精神薬からワクチンへのシフトだ。諸外国において、製薬会社にとってもはや精神薬開発は古き時代の産物となりつつある。精神薬の内情が暴露され出して、カネを生み出さなくなってきているのだ。だからこそ彼らは、政治を利用して強制的に接種させることのできるワクチンに目をつけた。

ロバート・メンデルソン博士は現代医学を「死の教会」と呼び、「予防接種」「フッ化物添加された水」「点滴・輸血」「硝酸銀」を「四つの聖水」と名づけ、使うべきではないものと批判したが、私は現代医学の三つの〝聖薬〟として「向精神薬」「抗ガン剤」「ワクチン」を挙げる。そしてそのワクチンを肥大化させるのが近年の彼らの作戦なのだ。

「Vaccines : Get the Full Story」というスクープ記事がある。このレポートが評価できる点は、アメリカの権威ある良識派の医師や学者たちが、八三名も署名しているという点だ。この中身をみれば、それだけでどれほどワクチンが危険なものであるかわかる。為清勝彦、渡辺亜矢氏が邦訳されたものを紹介する。

【以下は、ワクチンと関係があることが立証されている病気です】
・アレルギーとアトピー性皮膚炎　・関節炎　・ぜんそく　・自閉症
・乳幼児にプロトンポンプ阻害薬（さまざまな副作用あり）の投与が必要となる胃酸の逆流　・ガン　・糖尿病（乳幼児、児童）　・腎臓の病気　・流産　・さまざまな神経疾患と自己免疫疾患　・乳幼児突然死症候群（SIDS）

【以下は、ワクチンの副作用として知られているもので、医学で立証済みであり、一部は医薬品の添付文書に記載されています】
・関節炎、出血性障害、血液凝固、心臓発作、敗血症　・耳感染　・失神（骨折を伴うものあり）　・透析療法を必要とする腎機能障害　・発作、てんかん　・じんましん、アナフィラキシー（過敏症）など重症のアレルギー反応　・突然死　・入院を要すると診断される多くの症状　・米国ワクチン被害補償制度（NVICP）は、ワクチンの被害を受けた子供・成人の損害に12億ドル以上を給付しました。

【ワクチンは何種類あるのか？】
・米国の子供がすべてのワクチンを受けると、最大35回の接種を行うことになります。

それには113種類の病原粒子、59種類の化学物質、4種類の動物細胞・DNA、中絶胎児の細胞から取り出した人間のDNA、人アルブミンが含まれています。

・あなたの子供はもう大きいので、ワクチンの心配をすることはないと思っておられるなら、考え直して下さい。少なくとも20種類のワクチンが、今後数年内に提供される予定で現在開発の途上にあります。その多くは、青年層や成人を標的にしています。

【ワクチンの成分の紹介：これでもワクチンは身体に有害でないのでしょうか？】

・ワクチンの材料である動物細胞の培養で生じた細菌や野生のウイルス。

・水銀は、神経毒であることが十分に立証されていますが、依然として世界中のインフルエンザ・ワクチン（複数回接種タイプ）に入っています。その他のワクチンにも、微量の水銀が残留しているものがあります。

・アルミニウム。骨、骨髄、脳の変性を起こす可能性のある毒です。

・猿、犬の腎臓、鶏、牛、人間の細胞。

・ホルムアルデヒド（防腐液）。発ガン性物質として知られています。

・ポリソルベート80。メスのネズミで不妊症、オスのネズミで睾丸の萎縮をひきおこすことがわかっています。

・豚や牛のゼラチン。アナフィラキシー反応を起こすことがわかっています。３種混合ワクチン（はしか、おたふく風邪、風疹）、水疱瘡と帯状疱疹のワクチンに大量に入っています。
・グルタミン酸ナトリウム（ＭＳＧ）。吸引タイプのインフルエンザ・ワクチンに入っています。代謝異常（糖尿病）、発作、その他の神経障害をひきおこすことがわかっています。

【ワクチン接種／未接種の子供の相違を比較した研究はあるのでしょうか？】

自閉症の研究・治療団体ジェネレーション・レスキューは、カリフォルニア州とオレゴン州で、子供を持つ親を対象に、ワクチン接種／未接種を比較する調査を行ないました。対象となった子供の数は１７６７４名で、結果は以下の通りです。

・ワクチンを接種した子供のぜんそく罹患率は１２０％増
・ワクチンを接種した男児のＡＤＨＤ罹患率は３１７％増
・ワクチンを接種した男児の神経疾患罹患率は１８５％増
・ワクチンを接種した男児の自閉症罹患率は１４６％増

長くなったが、重要な部分なので引用させていただいた。彼ら（特に為清氏）が邦訳された多くの文書は、日本人にとって大切な情報の宝庫であり、ここに感謝する次第だ。

◎インフルエンザワクチンは打たないで！

日本でインフルエンザワクチンについて効果がないとする有名なレポートが、いわゆる「前橋レポート」だ。このレポートについては書く字数がないので他書に詳細を譲るが、要するにインフルエンザワクチンがいかに効果がないものであるかが示されている。

『インフルエンザワクチンは打たないで！』（双葉社）という母里啓子《もりひろこ》氏の本も、業界内では有名である。彼女はインフルエンザ以外のワクチンに関しては許容的なようだが、それは私とはまったく意見が違う。

二〇〇九年の子ども全体の生後二カ月から四歳までの死亡者数は、人口動態統計によると、全死因で一九三一人である。うち細菌性髄膜炎で一〇人、細菌性肺炎五人が亡くなっている（雑誌『薬のチェックは命のチェック』No.43より）。それと比較し、小児の肺炎球菌ワクチンとヒブワクチンの同時接種で少なくとも七人が亡くなったことが厚生労働省でも確認され、委員会が立ち上げられている。

さてこのワクチンによる死亡数の数字が本物だと思うかどうかだ。

あるアンケートではアメリカの小児科は五〇人に一人程度しか副作用報告をしない、というものがある。このワクチンたちに関していえば、アメリカでまったく同じ病気のワクチンを接種した赤ちゃんが二〇〇〇人以上死んでいる。けれどもその筋の権威者たちは両親に警告したり生産を中止することを拒否した。

いったい日本では何人の子どもがワクチンによって殺されているだろうか？　日本では乳幼児突然死症候群なんて病名が使われているが、このうちの何人が医原病だろうか。私はその過半数はそうであると考えている。

もちろん直接の根拠はない。なぜならそんな視点では日本人の誰ひとり研究したことがないからだ。ただし突然死であっても必ず医原病であるとは限らないのも確かではある。しかしここで細菌性髄膜炎などの数字に戻っていただきたいのだ。細菌性髄膜炎の原因はヒブと肺炎球菌だけではない。しかもその数字は一〇人と五人である。

その病気になって死ぬリスクと、ワクチンによって突然死するリスクと、あなたはどちらを選ぶだろうか？

◎「予防接種しておけば重症化しない」というまやかし

ワクチンは必ずしも効くわけではないことが、一般の人たちにも知られるところとなり、その後、医者たちは方針を変えてきた。そこで持ち出してきたのが「予防接種をしておけば重症化しない」という話だ。

しかし、接種したから軽く済んだというデータは調べられていない。**そもそも一人の人間の同じ状態のときに、接種した場合としなかった場合との両方のテストをしなければ意味がないではないか。**そんなデータをとることは不可能だ。

体質や、栄養状態、生活環境などによって、予防接種を受けていても発病する子もいれば、受けていなくても発病しない子もいる。発病した場合に軽く済むか、重くなるかについても同じことである。むしろ予防接種を受けたがために、ワクチンの害作用で一時的に免疫力が低下してほかの病気にかかったり、ワクチンによる潜伏疾患にかかることもある。

かつて感染症が恐ろしい病気だった時代に比べて、衛生状態も、生活環境も、飛躍的に向上した現在は、先天的な免疫不全など特別な弱点を持つ子どもでもない限り、それらの感染症で死にはしない。それは動物が感染症でたやすく死なないのと同じだ。

それに免疫不全の人たちは免疫をあげる方向に治療すべきだろうし、ワクチンは中身を見ればとてもではないが免疫をつけるような薬物とは思えないだろう。

◎ワクチンこそが麻疹《はしか》を引き起こしている

そもそも風疹も麻疹もそうだが、現在打っているワクチン株の型は自然界に流行していない。つまり流行になっている風疹や麻疹と違う型のワクチンを皆注射しているのだ。

そして、ワクチンこそが麻疹を引き起こしている。麻疹はA型の麻疹ウイルスの検出が相対的に増えているが、現在、日本に限らず、世界中で使われている麻疹ワクチンは、半世紀余り前に分離されたA型麻疹ウイルス（Edmonston 株）を長年にわたり培養して、人工的に作られた弱毒株に由来する生ワクチンである。このタイプの麻疹ウイルスは、自然界にはもはや流行していない。だからもし、今、麻疹患者からA型の麻疹ウイルスが検出されたならば、それはほぼ間違いなくワクチン由来の麻疹なのである。

アメリカにおける感染症の総合研究所・アメリカ疾病管理予防センター自体も、人口の一〇〇%がワクチン接種済みの地域において麻疹が流行ったという報告をしている。

これに対する予防センターの説明は、次のとおりである。

「麻疹が、予防接種を受けた人口の間で流行る感染症となったことは、不可解である」
しかしこれは不可解ではなく、予定されたものでしかない。

◎ワクチンと自閉症との関係

たとえば、ワクチンを接種した子どもたちと受けなかった子どもたちを比較する大規模な調査の結果、ワクチンを接種した子どもたちのほうが、受けなかった子どもたちよりも二倍から五倍も多い確率で小児病にかかっていることがわかった。

この調査は、一万七〇〇〇人の子どもたち（一九歳まで）を対象としたドイツの国民健康調査の中でワクチンを接種しなかった子どもたちの健康状態を民間機関が調査したもので、これについてはVaccineInjury.infoというアメリカのウェブサイトでも見ることができる。他にも小規模なグループでの調査が行なわれたが、結果は同じであった。これらの調査では、WHO、米公的保険制度運営センター、健康に関する国や国際的な機関あるいは医療専門家団体からの資金援助は一切なかった。だから公平な調査ができたのだ。

このような調査結果は主要メディアでは決して取り上げられない。その主たるスポンサーがだれかを考えればよい。

米国では、ワクチンと自閉症との関連が認められ、訴えを起こしていた家族に対して一五〇万ドルの賠償金支払いが裁定された。

◎予防接種の強制は違法行為

しかし、社会はワクチンを打てと強制してくる時代になりつつある。

そもそもワクチンを「必ず受けましょう」「接種率一〇〇％を必ず達成しましょう」「接種しないと不利益を受けます」などというのは違法行為である。憲法違反ともいえる。

予防接種法では、国や都道府県・市町村が、予防接種が義務でないことと、害反応で重篤な被害が出る危険があることも十分説明した上で予防接種を推奨する必要があるとしている。

日本においてほとんどの予防接種は義務でない。打ちたくない場合、その根拠として多くのワクチンの危険性に関して資料をそろえておくことが必要だ。

たとえば公立大学が、禁忌者・信念や宗教上の理念に基づいて予防接種を拒否している人間の入学を拒否することが昨今あるらしいが、これは憲法一九条、二〇条、二六条に違反するといっていい。

また、定期健康診断の際にバカな医師や保健師から「絶対予防接種を受けなさい」などといわれた場合、市長村長、保健所長宛ての「行政手続法第三五条に基づく書面交付要求書」を提出すること。

医師（保健師）がこれを受け取らないことは違法であり、それらの自由選択権は市民にあるということである。まだ「今の日本では」という条件付きではあるが……。

【医学不要論・第二部⑧】

抗生物質は点滴以外は無駄であり、点滴製剤であっても数々の弊害があることを忘れてはならない。感染症における解熱鎮痛薬、タミフルなどは、これもほぼ無駄であると断言してよい。

医学不要論ではワクチンを重視するが、どのようなワクチンであっても現行のものは、すべて無駄であり有害であると断言して構わない。それはワクチンの思想や効果などという詐欺にだまされず、ワクチンには何が混入されていてどんな物質であるかを判断すればすべて明らかである。

9　栄養の病気とその薬

◎砂糖は最凶というべき毒

人々は現代の食に関して、何を気にしなければならないだろうか。

この項目では、糖と脂肪と食に関する各論を取り上げていく。

砂糖は数ある食品の中でも最凶に近い毒である。

もともと人間の体は砂糖を直接摂るようにはできていない。

糖化の弊害についてはすでに記載した。

糖分は脳を動かすための必須成分ではないかと思う人がいるだろう。それは一面的には間違っていないのだが、それを単純に補充すれば、体は甘えてダメになる。

だから、砂糖の弊害は動脈硬化に限ったことではない。砂糖によって細胞は崩壊しやすくなり、ウイルスや細菌にも感染しやすくなり、アトピーなどアレルギーにもなりやすくなり、いわゆるメタボの主原因となり、ガンにもなりやすくなり、シワが増え、精神的にも人を狂わせる。糖については、医師で栄養学者の溝口徹《みぞぐちとおる》氏などの著書が有益である。

◎ミネラル皆無の白砂糖

特に**白砂糖はミネラルが皆無であり、代謝の過程で体内のミネラル、特にカルシウムやビタミンBなどを使ってしまう。**また怖いのは白砂糖だけではなく、三温糖、黒砂糖なども同じである。ハチミツも同じだが、真に有効なハチミツは多量のビタミン・ミネラルを含むので、害が相殺されるという考え方も成り立つ。

そして、ここで重要なのは、できるだけ間接的に糖質を摂ることだ。つまり、糖の成分が少なく、食べ物として糖質だけでなくビタミンやミネラルが豊富で、分解されながらゆっくり糖質が吸収される食物ほど良いということだ。

その代表格が玄米である。対して白米は栄養がはぎとられた上に糖質に変化しやすい精製品なのだ。海外の医療評論家は口々にこういっている。「なぜ日本人はあんなに有効な栄養食（玄米など）を放棄したのだ?」と。要するに精製されていなければいないほど、マシな炭水化物であり、摂るべき糖質だということがいえる。

これを示す端的な指標の一つがGI値《ジーアイち》である。血糖値の上がりやすさを示したものだ。

ここでは糖の弊害を考えればGI値が低いものが推奨されるわけだが、低ければまたいいわけではないということに、栄養素の難しさがあるともいえよう。しかし、重要な指標ではある。玄米や全粒粉など、精製されていないもののGI値は低くなる。

ちなみに白米のGI値は八三、食パンは九〇、じゃがいもは八九、ラーメンは七二くらいの数字になっている。野菜は比較的低いものが多いが高いものもある。実は意外なのが果物であり、バナナでさえも五四であり、イチゴは二九、みかんも三〇とかなり低い。

ただ最近の果物は品種改良（というより改悪）により無理やり糖度が増やされているのでGI値が高くなっているかもしれない。ちなみに玄米は種にもよるが五五程度、肉も比較的数字は低く五〇以下であり、魚も同様に五〇以下である。

◎ムコ多糖類で知る「生命の輪」

糖類の一種である「ムコ多糖類《たとうるい》」についても書かねばならない。「多糖類」は糖がたくさんつながったものの総称であり、「ムコ」はネバネバなどの意味を表す。いわゆる納豆やオクラや山芋などの類は、このムコ多糖類に属すると考えてよい。

ムコ多糖類にはさまざまな効用があるとされるが、免疫力、血糖値調節、新陳代謝などに関係するだけでなく、骨の形成促進、水分媒介による組織への栄養供給などを行なっている。これらはこの先、いわゆる難病の治療にも役立つ可能性がある。

ムコ多糖類は食品でいうと、アンコウ、ドジョウ、ウナギ、ナマコ、スッポンなどのヌルヌル系、カレイ、ヒラメ、アワビ、カキ、魚の目玉のまわり、フカヒレ、ツバメの巣、そして玄米や豆類などである。アロエの中にもムコ多糖類は多い。

ここでも「あれ？」と思う人がいるであろう。糖は悪いといったではないかと。そう単純ではないこと、違う意味で糖の難しいところが、このムコ多糖類なのである。

ムコ多糖類が体内で生成されるためには、マンガンやマグネシウムが重要であるとされる。この点においても単一栄養素で食事をとっても意味が薄れるのは間違いない。

そしてカルシウム・マグネシウムを含めたさまざまな栄養素は、アレルギーや喘息などの病気改善にもかかわってくる。しかし、直接、糖そのものはアレルギーを悪化させる。

◎糖尿病治療の真の解決法

現代でいう糖尿病の治療薬に価値はあるのか。

これはもうほとんどが価値がないといっていい。にもかかわらず、ここでも人々はその薬を飲みながら、食事で毒を摂りながら、他の病気にもなりたがっているかのようだ。

血糖降下薬の一つSU剤は、米国の長期臨床試験で、使用した群のほうが心筋梗塞死が増すという結果が出ている。

α《アルファ》-グルコシダーゼ薬に関しても、合併症予防や寿命延長効果を認めた長期試験はなく、はっきりいって無駄と呼んで差し支えない。

そして、グリタゾン剤という物質は、糖尿病薬（商品名アクトス）なのだが、これの使用で心不全、心筋梗塞、骨粗鬆症、膀胱《ぼうこう》ガンなどが増加することが示されている。

糖尿病については遺伝性の糖尿病（いわゆる現代医学でいう1型糖尿病）におけるインスリン治療以外は、まったく無駄であるといってよかろう。仮にその糖尿病薬で数字が下がったとしても、やはりそれは対症療法にすぎず、そのつけはあとになってやってくる。

今、食べているものなどから糖尿病の原因を見つけ出すが根本的な解決法である。

◎健康のために不飽和脂肪酸が必要と勧めたのは誰？

次は脂肪や油についてだ。人類にとっても動物にとっても脂《あぶら》は重要な栄養素なのだが、第二次大戦後から脂肪は健康によくないといわれるようになった。これは日本に西洋的食事が入ってきたこととも関係している。ロックフェラー財団の奨学金を受けていたアンセル・キーズ博士が実施した研究によって「飽和脂肪酸《ほうわしぼうさん》は健康に悪い」と結論づけられたことが元になっているようだが、現代ではこの結論を誘導するためにデータを恣意《しい》的に操作したことが指摘されている。為清氏のHPに記事のあるジャーナリストのマイク・ドンカーズや、マイク・アダムスの言葉を借りながら、記事を私なりに要約してそのことについて追及していこう。

一九五〇年代以降、われわれが食べている低脂肪食品と、一九五〇年代以降、発生した多くの健康問題の関係に誰も注目していないようだ。

どんな食べ物に、飽和脂肪酸が含まれているのか？　肉や酪農製品、植物ではココナッツやヤシ油（パーム油）などである。人類は長い間、飽和脂肪酸を食べてきていて、古代の人々たちのほうが現代人よりよほど現代病にはならなかった。

低脂肪食品に手を出してしまった段階であなたが健康になる可能性は極めて低い。また、バターよりも、水素添加された不飽和のマーガリンこそが問題なのだ。

一九五〇年代以降、食品業界と政府によって、健康のためには不飽和脂肪酸が必要だとされてきた。しかし、なによりも不飽和脂肪酸が必要だという理由は安いからに他ならない。

「単不飽和酸《たんふほうわさん》」と「多価不飽和酸《たかふほうわさん》」の植物脂肪の違いについても多くの人が知らない。

単不飽和脂肪酸の例としては、オリーブ油、ゴマ油、ピーナッツ油、クルミ油、アマニ油。多価不飽和脂肪酸の例としては、ヒマワリ油、トウモロコシ（コーン）油、大豆油、小麦胚種油などがある。単不飽和脂肪酸には、体の炎症を抑えるオメガ3脂肪酸が含まれるものがある。

前出の山田氏はオメガ3たっぷりのアマニ油をすすめている。多価不飽和脂肪酸には、炎症を起こすオメガ6脂肪酸が含まれる。このオメガたちが重要なのである。

オメガ脂肪酸が健康に良い影響があることについては、少しずつ認識が広がりつつあるようだが、これらはどちらか一方に傾いてはいけないのだ。どちらかといえば現代人はオメガ6を摂りすぎている。オメガ3を多く摂らねばならないが、炎症を起こすこともまた人体には必要なので、ただオメガ6を悪者扱いしても意味はない。最近の研究ではわれわれが摂取すべきオメガ3と6の比率は、一対四を超えてはならないとされているが、まだここには研究の余地があるだろう。しかし現代人はこの比率が一対二〇とか、場合によっては一対五〇になっていてオメガ6過多だ。

◎あらゆる疾患の要因、トランス脂肪酸

マーガリンやショートニングなどに含まれるトランス脂肪酸は今、海外では最も危険視されている脂肪である。トランス脂肪酸は、人工のもので自然には存在しない。なぜこうするかという一番の理由は保存という意味で長持ちするからだ。

海外の消費者はトランス脂肪酸の危険性に気づき始めている。アメリカでは2018年6月以降に禁止される予定である。

トランス脂肪酸は、糖類とともに、糖尿病、高血圧、コレステロール疾患、心臓血管の病気、ガン、リウマチ性関節炎、カンジタ症、アレルギー、うつ、慢性疲労、不妊などあらゆるものに関与する。トランス脂肪酸は、身体にとって異物であり、細胞（DNA）を損傷させる能力を持つ危険な物質なのである。トランス脂肪酸を長く食べ続けるほど体へのダメージも大きくなる。

トランス脂肪酸を避けることは、現代で生き残るための第一歩かもしれない。

◎興奮毒としての人工甘味料

人工甘味料は、これまた砂糖と同じかそれ以上に危険なシロモノである。

米ノースイースタン・オハイオ医科大学のラルフ・G・ウォルトン博士がアスパルテームをめぐる論文を検証したものがあるが、以下のように記載がある。

「アスパルテーム製造企業から研究費を出資された研究機関の七四論文すべてが、『アスパルテームは安全である』と結論しているのに対し、その他の独立研究機関の九〇論文のうち八三論文が『アスパルテームは脳腫瘍などの致命的な健康被害をもたらす危険性がある』としている」

またアメリカの医師ラッセル・ブレイロック博士は脳外科医で興奮毒の専門家だったが、「このような神経毒が市場に出回ることは、人々の知能の低下とも関係している。少数の知能の高い人たちが、多数の知能の低い人々を支配するためにこのような人工甘味料が出回っているのだ」と述べている。

アスパルテームの大部分を構成するフェニルアラニンとアスパラギン酸は、自然の食物の中にも存在するアミノ酸だが、単体で摂取すると両方とも脳細胞（ニューロン）を興奮させすぎて死に至らしめる興奮性毒であることが判明しているのだ。

甘味料は砂糖と同じでゆっくりと累積的に身体にダメージを与える。食品や飲料を買うときに、アスパルテーム、スクラロース、サッカリン、チクロ、アセスルファムK、その他の甘味料が入っていないことを確認すべきだ。

◎食品添加物についてはきりがない

食品添加物については書きだすと本当にきりがない。

たとえば安息香酸《あんそくこうさん》、安息香酸ナトリウム（栄養ドリンクや清涼飲料水に添加されることが多い発ガン性のある保存料）、ＢＨＡ／ＢＨＴ（酸化防止剤）、グルタミン酸ナトリウム（ワクチンにも入っていた点で注目！　いわゆる味の素だ）、ソルビン酸、ソルビン酸Ｋ、亜硝酸ナトリウム（発色剤急性毒性が非常に強く、発ガン性物質のニトロソアミンに変化）、赤色2号、赤色3号、緑色3号、コチニール色素、青色1号、黄色4号、カラギーナンなど（『食品添加物の危険度がわかる事典』渡辺雄二／ベストセラーズ）。

これらのほとんどすべてが石油精製物質であり、着色料はどれも発ガン性が高く、アレルギーなども誘発しやすいことが動物実験でも明らかになっている。また、組み合わせにより、さらなる発ガン物質を生み出すこともわかっている。

日本における食の状況は海外先進国から見ても突出してひどい。濃度も種類も欧米で規制されているものが平気で使われているのである。本来これらはすべて廃止されねばならないが、いきなりそうでなくてもせめて欧米のレベルまで規制が進まねばならない。

ただ行政がこれらを規制しない理由は、さまざまな利権に加えて「彼ら」の存在があるからであることを忘れてはならない。

【医学不要論・第二部⑨】

食に関する栄養素や社会毒は医学不要論を考える上での根幹である。どのような栄養疾患や代謝疾患を考えるときも、つまらない西洋薬や現代医学理論よりまず食べ物の奥深さを調べるべきである。現代において避けることができず、食べるものも選ぶものもないような状況の中で、身を守る感覚と排毒の感覚、三つの輪の充実を常に念頭に置くことが肝要である。

10　皮膚や耳鼻や目の病気とその薬

◎皮膚科や耳鼻科などの病気に健康保険は不要

皮膚疾患や耳鼻科疾患や眼科疾患については、医学不要論はさらにヒトデナシな論調を繰り広げることになる。

それは命にかかわらない皮膚科や耳鼻科などの病気など、すべて治療も適応薬も健康保険から切り離してしまえばよいということだ。要は、目や耳の問題などは命にかかわらなくても、たとえば前者であれば失明に至るもののみ、後者であれば聴覚喪失に至るもののみ健康保険として認可してもらいたい。

さて、いったいこれだけでどれだけ多くの人が反発することだろうか。

しかし、たとえばこの領域で代表的な疾患であるアトピー性皮膚炎や乾癬《かんせん》など、またアレルギー性鼻炎（いわゆる花粉症など）やめまい、アレルギー性結膜炎や眼精疲労など、現代医学が治療するに値するものなど一つもないと断言していい。

皮膚や耳鼻科領域の感染症（皮膚炎、副鼻腔炎、中耳炎など）についてもいうべきことはほとんど同じなので、第二部「8　感染症とその薬」を参照されたい。

◎ステロイド依存を誘発するアトピー性皮膚炎薬

アトピー性皮膚炎についてはステロイド軟膏、もしくはプロトピック軟膏と呼ばれる免疫抑制系の軟膏が使用されている。ネットを少しみるだけでステロイド軟膏使用の是非などは検索することができるだろう。

アトピー性皮膚炎も免疫に関係のある病気だが、アトピーにかかわらず、現代になって増え、体外物質にも影響を受けている疾患を総称して、「化学物質過敏症《かがくぶっしつかびんしょう》」などと呼ぶことがある。いわゆる社会毒を重視している考え方である。

すべての事象を体外の化学物質だけで説明できるわけではないし、本人の体質ももちろんあると思うが、この考え方はあらゆる場面に応じて応用することができる。

仮に化学物質過敏症であるとするなら、なにを最も重要視すべきか。もちろん化学物質の曝露に決まっている。

しかし、アトピー性皮膚炎を持つ多くの人々は、それらの主要因に目を向ける人が少なく、軟膏を塗りつづける人が少なくない。それらはあっという間にステロイド依存を誘導し、皮膚自体がステロイドなしではいられない状況に変化し、耐性を獲得していく。

ステロイド軟膏やプロトピック軟膏はガンの発生率を増すことが証明されている。『アトピー性皮膚炎はこわくない』（三一書房）を執筆した三好基晴氏は、化学物質過敏症やアトピー性皮膚炎に対して、自然食と生活環境の改善によってまったく薬を使わない治療を推奨しているが、非常に優れた試みである。ぜひ多くの皮膚科医に真似てほしいものだ。

◎くしゃみや鼻水は何のために出てくるのか?

耳鼻科においてもアレルギー性鼻炎、慢性副鼻腔炎などはビジネスの根幹ともいえる病気である。眼科においてもアレルギー性結膜炎や眼精疲労に伴う目薬というのは、同様にビジネスの根幹といえる。

それゆえ、これらが不要である、少なくとも健康保険の適用など不要であるという論に対して、彼らの反発はどれほどのものになるか計り知れない。

しかし実際この症状たちになぜ健康保険が必要なのか?

そもそもくしゃみや鼻水は何のためのものか。

それらは病気の症状ではなく正当な体の防御反応である。**体にとって有害だと考える異物が入ってくれれば、体は掃除の一環として鼻水やくしゃみとしてそれを追い出そうとする。**

そして、現代医学の薬はそれを抑えてしまうので、結果的には免疫を下げている。

基本となる薬は抗ヒスタミン薬になるが、この薬にも危険がある。

ヒスタミンはさまざまなレセプターを持つ物質だが、私がずっと取り上げてきた精神系への影響が非常に強い物質でもあるのだ。その証拠がアレルギー薬を飲むと眠くなるというやつである。よってこの薬によってけいれん、錐体外路《すいたいがいろ》症状、うつ状態などを呈することは、薬害という観点からもよく見かけるものといえる。

◎医学で花粉症は克服できないだろう

そもそも花粉症の原因というのは本当に花粉なのか。

私が子どものころでも、アレルギーなどそう多くはなかったし、花粉症なんて未知の病気だった。ニュースを見ていれば、まるでスギ花粉は悪の権化のようだが、昔からスギ花粉などたくさん飛んでいた。

なぜそれがこれほどまでに国民病となるほどに広がりを見せているのか？

一つの問題点はやはり食である。つまり現代人の食べ物や栄養素は非常にアレルギーを体に起こしやすい内容となっていて、スギそのものが悪いわけではないケースのほうが多いのではないかという疑問。

そしてもう一つは社会毒の散布であろう。

つまり、これはスギ花粉内に含まれている社会毒に反応している可能性、もしくは大気中などに含まれる多くの化学物質の運搬役にスギ花粉がなっている可能性、それを医学や社会がどこまで除外できているか、ということだ。おそらくほとんどできていまい。

これについても他のことについても、医学不要論だけでは証明できない仮説が多く存在するし、私自身もそれの仮説が正しい可能性は十分にあると常に考えて行動している。

そしてその可能性を考えて行動する人々が、アレルギーやさまざまな病気から解放されたり、そもそもそれにならなかったりする話を聞けば聞くほどに、その確信を深めている。

◎めまい症について

めまい症についても同様のことがいえる。「メニエール症候群」とはめまいを繰り返す人々によく用いられる病名だが、本態は内耳の内リンパ水腫であるとされる。内リンパ水腫によって前庭と蝸牛《かぎゅう》の感覚細胞が障害されるというわけだ。

では、メニエール症候群や、めまい症と診断された人の中で、内耳のリンパ液の状態を完全に検査された人は世の中にどれくらいいるだろうか。答えはほとんどゼロだろう。

私が調べた限り、内リンパ水腫の状態を検査できる病院は全国で三カ所のみで、しかも臨床研究段階の検査らしい。

さらにいうと、仮に内リンパ水腫があるとしても、なぜそうなるのかということが結局つきとめられておらず、その原因を追究しないまま対症療法に走っているという点では、この病気にしてもやはり他と同じ構図を持っている。

そもそもよく講演などで例に出すのだが、フィギアスケートの選手でメニエール症候群やめまい症になった人というのを聞いたことがない。

つまり、これは彼らがめまいを起こすような内耳の障害に対して、非常に強い耐性を持っているということだ。

それらが日々の訓練によってもたらされたものであることは想像に難くない。たとえ内リンパ水腫であっても、そうでない原因であっても、人体の不思議というものは、それを鍛えることによって適応し症状に対応してくれるということだ。それこそが対症療法などとは違う本当に治癒に向けての第一歩である。

めまいが強いときは安静にするのが基本で、これは現代耳鼻科学でもそうである。

そして耳鼻科医であってもめまい体操やもう少し負荷をかけた訓練を重んじている人はちゃんと存在している。めまい症に日々薬を飲んだところで何の解決にもならない。

【医学不要論・第二部⑩】

皮膚科、耳鼻科、眼科などにおいては、命にかかわらないもの、失明や聴覚喪失などにかかわらないものは、健康保険から削除すべきであろう。

この領域における主症状の多くは、これまでどおり、三つの輪と社会毒の関係により大幅に改善する。免疫を抑制する軟膏、抗ヒスタミン薬に根本的価値はないといって過言ではない。

11 骨や関節の病気とその薬

◎愕然とするほど役に立たない整形外科

整形外科というと骨の専門家というイメージだが、**実際、整形外科に行っても、抱えた問題が何一つ解決しなかったという人は星の数ほどいることだろう。**

ただ痛み止めを出された、ただシップを出された、ただ注射を打った。ちょっと気が利いてもテーピング、マッサージ程度のもので、効果がまったくはっきりしない。

実際のところ、整形外科は外科であって、解剖学的、救急医学的な処置以外ではいかに役に立たないかということに愕然とする。それは私がいっているのではない。世の中の多くの患者やセラピストたちがいっているのだ。そのセラピストたちが完全なわけではないが、少なくとも整形外科よりもよっぽどましなアプローチをすることが多い。

整形外科の利点は、たとえば交通事故で複雑骨折したような場合だ。これは古代の歴史を考えても現代医学の利点を考えても、整形外科の独擅場といってよい。

ここでの問題は、慢性疼痛や老化に伴う種々の変形、骨粗鬆症などの対処がまったく彼らにはできないということだ。

腰痛の大半は原因不明だとよくいうが、それはさておき痛み止めやビタミン剤くらいしか出せない医学など、心底価値がないものだと感心する。逆に、痛みの原因をなんでも「歪み」のせいにするセラピストにもうんざりする。

どんな痛みにも複数の要因があることくらい子どもでもわかりそうなもので、それを見つけることができるセラピストが、本当の整体師、カイロプラクター、鍼灸師だろう。

◎危険な骨粗鬆症薬

とまあ愚痴ばかりではなんだが、ここでは医学不要論である以上、医学として用いられる薬について述べる。

痛み止めについてはさまざまな副作用を呈することはもはや常識なので、割愛する。

ここでは骨粗鬆症薬を取りあげる。とにかく使わないでほしいのが骨粗鬆症薬である。

具体的名前を挙げれば「フォサマック」「ボナロン」「ベネット」などのビスホスホネート系である。これらの薬は非常に薬価が高く、その割に効果が不明なのだ。

実際、ＦＤＡでは、フォサマックなどの非定型大腿骨転子下骨折及び大腿骨骨幹部骨折の発症リスクについて、ラベルに追記すると発表している。他にも顎骨壊死のリスクについて、ＦＤＡは薬の使用年数を制限するかどうか実際に検討している。また、ビスホスホネート使用中にまれではあるが、ぶどう膜炎や強膜炎など重篤な目の炎症症状を発現する場合があるという研究も存在する。

◎牛乳についての誤解

ではカルシウムを摂ればいいのか。

それこそが大きな誤解だ。

骨とカルシウムについては『「老けない体」は骨で決まる』（山田豊文／青春出版社）などが参考になるが、簡単にいえばカルシウムだけ摂ってもダメである。

同時にマグネシウムを摂ることが骨には重要であり、さらにいえば、オメガ3、シリカやコラーゲンやムコ多糖類などもうまく摂取することこそが重要なのである。そしてこの条件に合わないものが牛乳であるからこそ、牛乳不要説が唱えられているのである。

牛乳はカルシウム豊富ではあるが、マグネシウムがあまり含まれてはいないためだ。違う言い方をすれば、牛乳を飲めば飲むほどに骨は弱くなってしまう。

牛乳の害はそれだけではない。日本人の乳糖不耐症《にゅうとうふたい》は七五％にものぼるそうだ。牛乳を飲むと下痢するというあれである。

日本人は古来より牛乳を飲む習慣がなかったので、体の中でその消化酵素を作ることができず、牛乳を飲むに合わない体質の民族だといえる。にもかかわらず、がんばって牛乳を飲んでいれば、アレルギーなどほかの問題も生じかねない。

ハーバード大学で七万八〇〇〇人の女性を対象に一二年間、追跡調査を行なった結果では、乳製品を摂取するほどに骨折が多く、大腿骨頸部骨折の増加の危険度は乳由来のカルシウムに関係しているという。

沖縄の三大学共同研究では、沖縄の一〇〇歳以上の老人が、乳製品をほとんど摂らないのに、股関節の骨折率が非常に低いことを発見。これによると、乳製品をあまり摂っていない地域ほど骨粗鬆症の発症率が低く、カルシウムの摂取源として、大豆や海藻、キャベツやブロッコリーの価値を推奨している
骨を強くするためには牛乳に頼ってもむしろ逆効果であり、生命の輪を尊重した食生活に留意せねばならない。運動や小魚摂取は研究上、骨にいいことは証明されている。

◎ガンと牛乳の関係

ガンにも牛乳は一枚噛んでいるとされる。ジェイン・プラントの著書『乳がんと牛乳』（径書房）の主張が有名だが、畜産で育った乳牛の牛乳には成長ホルモンや女性ホルモンが含まれていて、抗生物質も入っていて、過酸化脂質《かさんかししつ》も入っている。そして、そのことが影響して、牛乳が性ホルモン系のガン（前立腺ガン、乳ガン、卵巣ガン）の発症リスクを高めるというのは、いくつも医学研究で結果が出ているのだ。

にもかかわらず多くの日本人の医学者、もちろん牛乳業者は徹底的に否定する。

【医学不要論・第二部⑪】

骨や関節に関して、交通事故などの重傷時や解剖学的事例を除き、整形外科にかかっても無駄である。骨粗鬆症の薬も無駄であるばかりでなく、さまざまな弊害をもたらす。そもそも骨を強くするという代表格、牛乳の問題と栄養素の問題を深く探求する必要がある。

12　脳と神経の病気とその薬

◎原因不明のパーキンソン病に薬を使っていていいのか

ここでは精神ではなく、脳外科的疾患や神経内科的疾患を扱う。とはいえもうパターンは同じであり、三つの輪を重視することが、それらの克服につながるという話に大差はない。

ただ、脳外科的疾患の場合、腫瘍の一部は手術したほうが現実的な場合もある。また、脳梗塞などの場合は心筋梗塞などと同じで、たとえ対症療法であっても、一時的に現代医学を重視するのは当然あり得る。ただその前後の予防的処置や発症後の考え方は、心筋梗塞同様、現代医学的アロパシーに頼っていても、さらに再発を繰り返すだけである。

ここではパーキンソン病薬についてだけ少し述べておく。

パーキンソン病についてはまだわかっていない部分が多数あるが、教科書的な危険因子として以下のようなものがある。たとえば高齢になるほど有病率は高い。除草剤・殺虫剤への曝露としてパラコート、ロテノン、有機塩素剤などが関係すると報告されている。またマンガン、銅、鉛、鉄などが関係すること、動物脂肪、飽和脂肪酸の過剰摂取が関係することなどが報告されている。

これがいかに三つの輪と密接に関係しているかわかるであろうか。

そもそもなぜパーキンソン病の主原因であるドーパミン欠乏が起こるのか、医学は真剣に検討する気があると私には思えない。前著でも示したがパーキンソン病薬は精神薬に近い物質であり、とても人体に有益に活用できるような成分ではない。

神経内科的な難しい病気、原因がわからないものほど、現代医学に頼ることなく生命の本質に従って治療するべきなのである。

◎筋ジストロフィーの娘を治癒させた父親

筋ジストロフィーは、「糖鎖《とうさ》（各種糖がつながった化合物の一郡）の異常が原因である」と、東京都老人総合研究所（現東京都健康長寿医療センター）が発表しているが、ここで一つだけケースレポートを紹介しよう。

ある患者の父親は、糖鎖の重要性を認識し、治療に取り入れ、難病治療に取り組んだ。

ご本人から許可をいただき、その経過を簡単に記載する。

娘の筋力が衰え始め、筋ジストロフィーと診断されて思ったことは、「五歳までは普通だったのに、どうして？」という思いでした。先生からは「治らない。年々状態は悪化する」と。

私は「五歳まで普通だったってことは、元に戻せる方法があるんじゃないのか」と考え、いろいろな情報を集め出しました。過去に娘を不健康にさせる要因があって、それが原因で発病したとするなら、それを改めれば元に戻るんじゃないのか……そんな思いでネットを検索していたところに「糖鎖」を知りました。

娘の病気を治したい一心でいろんな本を読みました。糖鎖に関する本、免疫に関する本、ビタミンに関する本、漢方薬（中医）に関する本など。読んでいて気がついたのは、すべてが正しくて要だけど、一つでは何にもならないということです。

たとえば、免疫力低下は腸の汚れが原因だと述べる本。腸を綺麗にしないと免疫力が上がらないことは理解できましたが、それだけでは難病は治りません。

また、ビタミンを摂ると免疫力が上がると述べる本。確かにビタミンは必要だとわかりましたが、それだけではダメなこともわかりました。

難病を治す上で糖鎖が正常に働くことは必要不可欠、でもその後に異常をやっつける免疫力が弱いと意味がないのです。そのために腸を綺麗にし、免疫力を維持する体内環境も必要。でも腸が綺麗でも肝心なビタミンが身体に入ってこないと、免疫力は上がらないのです。

難病に勝つには、それらすべての総合力が必要で、そのうち一つでも欠けると意味がなくなり、負けてしまうのです。

筋ジストロフィーは血液検査でＣＫ値が極端に高くなるのが特徴で、筋肉細胞の破壊に比例し、高くなります。娘は当時（発病を知った四年前）ＣＫ値が六〇〇〇を超えていました。通常は三〇〇程度までですが、個人差もあるようです。

二〇〇六年一一月二一日（ＣＫ値：六〇五二）
二〇〇七年一一月　九日（ＣＫ値：三五〇四）
二〇〇八年　二月　一日（ＣＫ値：二五二八）
二〇〇九年　四月三〇日（ＣＫ値：一九七三）
二〇一〇年　四月　六日（ＣＫ値：六四一）

二〇一一年一一月一四日（CK値：一三一）
二〇一二年一〇月三〇日（CK値：八八）（正常値のど真ん中）

病気が進行し、筋肉細胞が破壊され、筋肉量が減ってもCK値が下がるみたいです。でもその場合、通常は、歩けない状態か寝たきりのように、以前より状態が必ず悪くなります。しかし、娘の場合は逆に走れるようになったり、飛び跳ねることができるようになり、乗れなかったコマなし自転車が乗れるようになっています。

一つずつの変化を見ていきながら感じたことは、筋ジストロフィーは多くの疾患の集合体だということでした。一つの病名でも一つの原因からではなく、いろんな原因が重なって発病し、症状として筋肉の細胞が壊れていくことを感じました。

そして、「治せる！」と感じました。

諦めずにここまでこられたのも、その実感のおかげだと思います。

娘に課した禁止事項は次のことでした。

動物のお肉は食べない。最初の一カ月間は魚も禁止。お菓子類は食べない。麺類は食べない。白砂糖禁止（黒砂糖はOK）。牛乳やヨーグルトは禁止。トランス脂肪酸の禁止

（オリーブオイルに替えました）。コンビニ、ファストフードで売っているものは食べない。ハム、カマボコ、冷凍食品などの加工品は食べない。水道水は飲まない。身体を冷やさない。

また積極的に行なったのは、緑黄野菜をたくさん食べる、豆腐・豆類をたくさん食べる、果物をたくさん食べる、発芽玄米（有機のもの）を白米に混ぜる、ミネラルをたくさん摂る、わかめ、もずく、プルーン、サプリメントを多めに摂る、汗をかく（ゆっくりお風呂で）、リンゴ酢を浄水で五〇倍に薄めて五〇〇cc毎日飲む、身体を温める（腹巻して寝る・冬は湯たんぽも）などをしました。

娘は自分で立てなくなっていたけど、今は普通に立てるようにもなっているのです。

これをみて、皆さんはどう思うだろうか。これは医学不要論の治療そのものである。治療と呼ぶためには少し徹底さが足りないのだが（本来なら、黒砂糖もダメだし、白米も避けるべきだ。オリーブオイルは危険だらけで、最も安全な水は水道水をろ過したもの、現代の果物も問題が山積みなど）、しかしどの医師の手も借りずにこの方が行なった方法は立派なものである。

医師が見放した難病に対して、本来の生物の治癒力をイメージして、生命の輪を重視した結果である。さらに精神の輪を重視して方針に組み込めば、効率は上がるであろう。
これは結局生命に関する道理そのものなのである。さらにいえば、人類の歴史の中で生物の歴史の中で、永遠に繰り返されてきた真の治癒という物語なのである。

【医学不要論・第二部⑫】

難病といわれる筋・神経疾患であっても方針は同じである。その根幹は食事療法、自然療法、その他の治療法で、それらがすごいのではなく人体の構造が素晴らしいのである。
つまり、われわれ人類が持っている可能性をしっかり発揮できるようにすれば、いかなる治療法であっても結果は大差なくなる。その治療に得意と不得意の分野が出てくるだけのことだ。枝葉の療法にとらわれず根幹を理解するからこそ、奇跡のような結果が生まれるのだと知るべきだろう。

13　救急医療を見つめ直す

◎救急医療から医者が離れる理由

救急医学の問題はずっと前から話題になっているが、まったく改善の兆しがない。

・医師の数が少ない　・医療従事者が少ない　・労働過多に対して給与が安すぎる
・救急車がタクシー代わりである現状　・コンビニ気分で救急に受診する
・救急に受診しても診療費を支払わない人が多い
・マスコミの偏向報道　・モンスターペイシェントの増加

他にもいろいろな課題はあるだろうが、これらに対して救急医の我慢が限界に達し、あらゆる病院から救急がなくなり、救急医自体も消えた。

この対策として、たとえば医師の数を増やせとか、医療スタッフを増やせとか、給与や保険点数を上げろとか、救急病院を充実しろとかいう話があるが、これは基本的に的外れである。もちろん保険点数は上げるべきで人数も増やすべきではあるが。

私も若いころは野戦系の病院で勤務していたから、救急患者をかなり多く診た。救急というのは最も生死がからむ現場であり、どんなに最善の医療を施しても必ず何割かの患者は命を落とす。そして、助からなかったり後遺症が出るような状況になる場合、今は必ず「訴訟」という言葉が出てくる。

医師の大半はこのことを嫌がって、この分野から遠ざかっていると断言してよい。**明らかなミスなど何もなくても、医学とは本来、命を落とす可能性のある分野なのだ。**

医学不要論では死にかけをこそ医療で扱うべきだと述べてきたが、救急医療において何割かの確率でいつも救急医は訴えられる危険を抱えている。医者たちはそれがバカらしいと考えているのだ。そして、それは人間として当然の考え方である。それを否定するのは医療化の権化である証であり、患者の権利意識の肥大化にすぎない。

そして、医療が最善を尽くしうまくいかなかった場合、恨み、訴えるという家族側の行為そのものが、世界中の救急医療を崩壊させている。あえて誤解を恐れずにいうなら、救急医療が崩壊し、国民が医療の恩恵を被れなくなるのは、国民の自業自得だ。

だから、どんなに医師が増えたとしても根本解決には至らないのである。その医者たちの中に救急医を目指す者などまずいない。

◎まっとうに働ける救急医療システムの構築を

患者のたらい回し問題にしてもそうである。

なぜ、断るのか。専門外だからなんてセリフが、逃げ口上なのは内部でも知っているのだ。そもそも夜の病院なんて、若手医師しかおらず専門医なんてものは存在しない。それより十何軒目で打診があったとき、良心から受診を受け入れてしまうと、ただでさえ危ない患者である上に、良心で受けたその病院が訴えられる対象になるから断る。

これはもう、それに文句をいう国民は全員、クレクレ君（ネット用語で、自分では調べず考えず動かず、なんでも欲しがる人々の総称）でしかない。施されることが当たり前としか思っていない国民など、私は滅びるべきだとさえ思っている。

救急医をもっと評価してあげてほしい。

批判なら、私などを対象にするのがちょうどよい。

救急医は現代においては、最も医療的な仕事をこなしている人たちなのである。問題を解決するためには、医師を増やすのでも給与を増やすのでもなく（別に彼らはそこまで欲しがっていない）、彼らがまっとうに働けるシステムを構築すべきである。

もちろん私は盲目的に救急医を助けようというのではなく、一定のルールに則って評価するシステムを構築すべきだと述べている。

【医学不要論・第二部⑬】

救急医学は現代医学の原点であり、すべてである。多くの人が述べてきたように救急医学こそを見直すべきであり、そのためには医学のシステムを根底から変える必要があるだろう。

そして、なぜ救急医学が衰退したかを人々はあらためて考える必要がある。本来、人々が予防、食、運動、社会毒などに気を配っていれば、慢性病で病院にかかることなどほとんどなく、であれば救急のみが医学と病院の真なる目的として機能するはずなのだ。

しかし、現代の医学はその救急を捨て、お金が儲けやすい方向にシフトし、それをむしろ一般の人たちが応援しているという、皮肉で愚かな状況となっているのだ。

エピローグ
――どうすれば病気にならず、どうすれば治癒するか?

◎私の、せめてもの社会毒対策

どうしてみな、医療や医学に頼るのだろうか?

私も昔はその罠に陥っていたわけであり、さらにいえば薬の害を多くの人に伝えても、それでも人は薬を飲みたがる。いまだ私の診療であってさえそうなのである。現代医学であっても、東洋医学であっても、代替医学であっても所詮同じである。生物の中で薬を飲むという愚かな行為をする唯一の存在が、人間であることを今一度思い返さねばならない。

ここまで、医学不要論にのっとった概念や治療方針について述べてきた。ここでは逆に、嚙み砕いて、すぐにできる範囲のことから書いてみることにしよう。

社会毒や三つの輪というテーマは何度も述べたが、では私はどうしているかというと、最も重視しているのは「排毒」と「精神」の輪だ。

実際、現代に生きている限り、社会毒を知ってしまえば、食べるものがないではないかという話をよく聞く。そのとおりである。であるからこそ、私はそんなに気にしすぎないままで、次のようなことに注意しながら生活している。それぞれがそれぞれのできる範囲からやることが重要である。金銭的な面もあるだろうから、あまり無理しないこと。

買うときに食品添加物をできるだけ避けること。無農薬の野菜を探す努力をする。肉は良い豚肉や良い鶏肉を主体で考える。魚は産地と青魚を重視する。全部を食べる（一物全採）ように意識する。甘いもの（砂糖、甘味料）は避ける。塩、酢、コショウ、油、醤油、味噌など調味料を厳選（可能な限り社会毒を混ぜない）。水は良い製品を買うか、浄水器で濾過（わざわざ高い浄水器を買わなくてもよい）。シャワーにも浄水器をつける（同様に高いものは必要ない）。フッ化物やサッカリンなしの歯磨き粉を使う。ハンバーガーショップなどのジャンクフードは食べない。トクホ商品や甘味料や異性化糖入りのジュースは飲まない。コンビニの食品は食べない。チェーン店の食事は食べない。電子レンジは温める最終手段であり、基本的に使わない。牛乳や乳製品を避ける。トランス脂肪酸を常に避けるよう注意する……。

簡単にいくつか説明しておくと、電子レンジがダメな理由は、分子レベルで超高速で食べ物を加熱するからだ。顕微鏡で見ると、電子レンジで調理した食べ物は、裂けて壊れている。そして栄養素もボロボロである。

こうしたことは勉強していけば、必然的にどこまでやるか自分で決めることができる。一番大切なのは、社会毒を完全に排除することはできないという、現代の事情を知ることであり、入れるのを防ぐだけでなく、いかに有害なモノを外に出すかという考え（排毒的思想）を持てるかである。

それでは排毒とはどんなものか。その具体的方法のいくつかを記してみれば、

- **低温サウナや岩盤浴・陶板浴などを利用した汗の排出**
- **適切な水分摂取による排尿**
- **断食（ファスティング）**
- **腸内洗浄**
- **有酸素運動による汗の排出**

などがあげられる。

◎あなたが健康を欲するのなら

あなたが病気をよくしたいと願うのなら、健康を獲得したいと願うなら、まず徹底的に知ることである。徹底的に勉強することである。徹底的に理解することである。そこに「専門でないからわからない」などという、愚かな言い訳が介在する余地はない。

あなたが自己の意見にとらわれ、受動的にだれかの情報を求めている限り、あなたに幸福も健康も訪れることはない。

素人であればあるほど、健康になれる可能性は高いのである。中途半端に知識を持っている人間ほど、ありもしない病気に振り回されるだけである。

医学は毒学であり、現在の社会学も毒学を優先せねばならない時代になっている。医学不要論では毒の危険性を説いてきたが、実は逆もいえる。

それはつまり毒を食う、ということの重要性である。

「これまでの文章は何だったんだ！」といわれそうだが、最後に少し読んでみてもらいたい。

それは、この世にあるすべてのもの、医学毒、社会毒、食品毒、その他の毒、それらさえも何かしら価値があるという考え方である。逆説的にいうと、体内に一切毒を入れないというのも非常に危険な行為ともとれるのだ。

生物でさえ自身に多くの生物毒を宿している。これは選択毒性や植物毒、自然毒の観点からも説明できる。ある動物には猛毒であっても他の動物が食べてはほとんど無毒というものもある。しかし、それは当然無毒化の工程をたどっているからだ。無毒化の工程が重要であり、つまり生と毒は表裏一体ともいえる。

それはあたかも無重力空間で生活する人間の筋肉のようだ。それは重力がなければどんどんと萎縮していく。人間生活におけるストレスもそう、毒もそうであり、それは一定の範囲で存在しなければならない。それがあるから人間は肉体をさらに強靱《きょうじん》化することができ、生きていくことができ、強くなることができる。

いい意味での医学はこれを活用しているともいえる。心臓が止まった人に投与する薬は、平時は猛毒であるが、それが猛毒だからこそ心臓は復活しうる。

単に毒を避けていてもこの世界では生き延びていくことはできない。漢方で使われるマオウは毒の一種、他にもブシはトリカブトであり、カンゾウは血圧を高め生体のミネラルを狂わせる可能性がある。東洋医学では西洋薬や毒に近い生薬を下薬と呼んできたが、下薬が役に立つときがあることも確かなのである。

そして、それは現代医学にさえ適応することはできる。戦場医学である現代医学は、これまで述べてきたように救急時や解剖学的な面において効果を発揮するからだ。

◎「健康でいる」には、「健康でいるな」

医学不要論として最後に述べるべきもの。**それが「生とは何であるか」という問いかけである。**

毒を口にせず、健康でいれば、それは生きているというのか？　病気ばかり気にしていればそれもまた生きているというのか？　これは多分に概念的な問題である。人がどうやって衰え、どうやって死ぬかと、医学の問題は、直結する問題である。

私は自分自身の健康には明らかに無頓着である。私は自分自身がいつ死んでもいいと思いながら酒を飲む。人は生き、人は老い、人は死ぬ。これは勧めてきたすべての治療を受けるなということではない。しかし、医学、薬学、食品学、それらに頼っているだけでは真の世界を見ることはできないのではあるまいか。

私は宗教は嫌いだが、哲学的にモノを考えるのは嫌いではない。

「健康でいるにはどうすればいいのか」とよく聞かれる。

その答えは「健康でいるな」なのだが、だれもわかってくれない。まあわかってほしいなどと思いもしないが、もし人並みにいう健康でいたければ排毒することである。放射能や金属類を排毒できる方法も現代にはちゃんとある。あとは調べてもらいたい。排毒するというのは簡単にいえばアウトプットであり、さまざまな毒を体に入れないというのはインプットの除去である。

これがバランスよくなされていたほうが、その人の人生は充実していると思う。どちらかだけであったり執着が強いとそもそも精神が不健康になる傾向が高いのだ。今、日本人の大半は放射能を食べている。しかし全員が不健康だろうか？　そうではない、差があるのには差がある理由があるのだ。

医学の枠だけにとらわれず、因果関係・理由・背景などをとらえ探究しつづけることこそが医学不要論の根幹である。

常にあなたが本質や根幹を見つけようと努力することを願って、いったん医学不要論のページを閉じることにする。

おわりに
――あらゆる医学と医者への尊敬の念を捨てよ

文中にも書いたとおり、私は医学が嫌いであり、医者が嫌いだ。さらにいえば、薬学も福祉学も心理学も、本質的には全部嫌いだ。もともと私の考え方や概念をひと言で表せば、それは虚無主義であり、ニヒリストである。そんな私が仕事の関係上、仕方なく最低限の知識を表に出しているにすぎない。

私も昔はその医者たちと同じような治療をし、医学という枠の中で良い治療がないか考えるという愚行を続けてきた。その愚かさに気づいたのはそんな遠い過去ではない。何よりも自分ほどに愚かな人間はいないと確信しながら、愚かな人間のままでいたくないという矜持の中で、この医学不要論は書かれた。

一つの嘘に気づいて扉が開くと、医学の素養があれば、ほかの扉は一気に開く。ネットの裏側では中傷ばかりの有名人だが、驕《おご》りを持っていわせていただければ、今の日本の中で私の知識と思想に追いついている医者がいるとは思っていない。ただ、それは医者に限ってのことであり、裏知識のジェネラリストという意味においてだ。私は医者ではなく、社会的に医学を見ている「医者と医療ジャーナリストと社会学者の混合物」であって、本当の意味での専門知識はそれほどないのだ。そして、私よりはるかに上のレベルで世界も医学も把握している人々が確かにいる。すべて医者以外だ。私はそのような人々に日々、教わっているにすぎないのだと確信する。

そう考えると、世の中で最も醜く、最も愚かでクズな職業こそが医者であることを確信できる。これはもう、本心をいえば良識派の医者に対してでさえそう思うことがある。たとえば、本書に引用させていただいた近藤誠氏であっても、たとえば新谷弘美氏であっても、たとえば中村仁一氏であっても、たとえば小澤博樹氏であっても、たとえば溝口徹氏であっても、たとえば浜六郎氏であっても、たとえば森下敬一氏であっても、たとえば藤田紘一郎氏であっても、たとえば安保徹氏であってさえも、私は好きではないのだ。しょうがないという中で認めているだけにすぎない。

無知であることは罪だという。確かにそのとおりであり、調べようとしない当事者や家族たちは話にならない。

しかし、彼らは違う。何も知らない医者たちは論外だが、彼ら良識派の医師たちは私などよりずっと前に、私などよりもっと専門的に〝医学の罪〟を知っていたにもかかわらず、それを徹底追及するのをやめた。医学を解体することをあきらめ、医学という化け物を真の意味で敵にするのをやめた。彼らのすべてが私より何十歳も年配である。何十年もすべてを破壊するつもりで闘ってきたわけでもなく、また日本を変えるために身を晒してきたわけでもなく、最後は自分の世界の中に閉じこもってしまったのではないか。彼らには真の意味で現代医学を変えるチャンスがあったのに、タッグを組むことで新しい医学を生み出すチャンスがあったのに、プライドや専門家の意地からそれを放棄してしまったのではないかとさえ思える。

医学界以外に、健康や医療に関係した多くの活動家がいる。東洋医学では人を治す人間は所詮「中医」でしかなく、世をよくするものを「上医」と呼ぶ。私はただの毒舌家にすぎず、自分を上医などとは思わないが、本文にあげた船瀬俊介氏だけではなく、名前を出せない多くの活動家たちのほうがよほどいい医者ではないか、と心底思う。そのような活動を続けてきた人々を差し置いて、良識派の医者たちが素晴らしいだなんて、こんな滑稽なことはない。

そして、これは私自身に対しても同じである。

私こそが暗中模索しながら、できもしないことに何度も取り組み失敗を繰り返してきた、そして何百人という人間を死に追いやったクズの医者であることを自覚しない日はない。クズの自覚が強いからこそ、己の知識を集めようと努力して、子どもたちと地球に贖罪《しょくざい》するために活動をするのだ。そこに若さも権威も名誉も金もへったくれもない。

人々よ、あらゆる医学と医者への尊敬の念を捨てよ。

あなたやあなたの家族が治癒する方法などあらゆる場所に眠っている。その声にあなたが耳を傾けてこなかっただけだ。必要とされる救急医学でさえも、もとは下賤《げせん》な学問であったことを知るべきだ。

医学も医者も、本来生物には不要な産物であることを、あらためて思い起こしてほしい。

そして、人民に真の目覚めを期待し、終わりの言葉とさせていただく。

内海　聡

DTP制作　三協美術

※本書は2013年6月、三五館より単行本として出版された『医学不要論』を修正・再編集して新書化したものです。

医学不要論

2018年4月7日　第1版第1刷
2023年7月6日　第1版第5刷

著　者　内海 聡
発行者　伊藤岳人
発行所　株式会社廣済堂出版
〒101－0052　東京都千代田区神田小川町
2－3－13　M&Cビル7F
電話 03-6703-0964（編集）03-6703-0962（販売）
Fax 03-6703-0963（販売）
振替 00180-0-164137
https://www.kosaido-pub.co.jp/

印刷所
製本所　三松堂株式会社

装　幀　株式会社オリーブグリーン
ロゴデザイン　前川ともみ＋清原一隆（KIYO DESIGN）

ISBN978-4-331-52152-6 C0295